NHKスペシャル

どうすれば この命を全うできるのか。
体の中には巨大な情報ネットワークが存在する。
臓器同士のダイナミックな情報交換。
命を支える臓器たちの会話に、今こそ耳を傾けよう。

人体
神秘の巨大ネットワーク

2

第2集
驚きのパワー！"脂肪と筋肉"が命を守る

第3集
"骨"が出す！最高の若返り物質

東京書籍

はじめに

　全8回にわたってお伝えした、NHKスペシャル「人体　〜神秘の巨大ネットワーク〜」の放送が、フィナーレを迎えました。番組をご覧いただき、ご声援いただいた皆様に、この場をお借りして御礼申し上げます。

　シリーズを最初に企画したのは、2014年の10月、それから放送までに3年の月日が経ちました。取材班には、科学・医学だけでなく、スポーツ、歴史、福祉など、様々な分野に精通するディレクター10名が集結。論文の読み込みを行ったり、第一線で活躍する国内外の研究者を訪ねたりしながら取材を進め、ご紹介する内容を検討してきました。そして、特撮やCGの専門家も交えて、どうすれば分かりやすくなるのか、議論を繰り返す日々でした。放送でお伝えできたのは、その一部。本書では、取材の道筋を振り返りながら、より丹念に、私たちの体の中のネットワークの世界を、ご紹介していきたいと思います。

　さて、今回取り上げる「脂肪と筋肉」「骨」は、普段の生活の中で話題にのぼる機会が多く、視聴者の方の関心がとても高いテーマです。皆さんも、力こぶを作ったり、脂肪をつまんでみたり、強くぶつけて骨が折れたかな？と心配してみたり……何かと関心を寄せることが多いのではないでしょうか。

　また、私たち現代人を悩ませる病気と密接に関係していることも、注目が集まる理由のひとつです。メタボリックシンドロームや骨粗しょう症など、長い年月をかけて体を蝕んでいく生活習慣病は、誰もが気になるところです。

　このシリーズのコンセプトである"私たちの体の中には、臓器同士の情報ネットワークが存在する"という視点で捉え直すと、「脂肪と筋肉」そして「骨」が、とっても"おしゃべり"で、命の根幹に関わる"スーパー臓器"であることが分かり始めます。精密で巧妙な働きぶりを知れば知るほど、「こんなに頑張ってくれていたんだ！」と、愛おしくさえ思えてくるはずです。筋肉と脂肪は、ただ体に張り付いているもの、骨は、私たちの体を支えているものという思い込みは捨てなければなりません。

　まず「脂肪と筋肉」。重要な役割は、「体内のエネルギー量を把握し、それをどう効率的に使うかを決める」こと。メッセージ物質を巧みに使いながら、時には脳を、時には免疫細胞を制御していることが分かってきました。食欲や性欲まで、脂肪細胞が操っているというのですから驚きです。そして、エ

ネルギーを大量に消費する筋肉は、メッセージ物質を使って、「大きくなりすぎないように」と自らを戒めています。なぜか、がんやうつを防ぎ、記憶力をアップさせるメッセージ物質を発している可能性も浮かび上がってきました。

次に「骨」。様々な"若返り物質"を放出して、私たちの体の若々しさを決めていることが明らかになっています。免疫力や記憶力、生殖能力や筋力をアップさせる鍵が骨にあるというのです。高齢者の場合、4〜5人に1人が、大腿骨の骨折をきっかけとして、1年以内に命を落とすという衝撃的な報告があります。気になるそのメカニズムについても、本書で詳しく触れていきます。

番組は、制作の過程で、まるで生き物のように形を変えていきます。次第に輪郭が整い、伝えるべきメッセージが際立ち始めます。その過程で、今回強く印象に残ったことがありました。

第2集では、数百万人に1人といわれる脂肪萎縮症、第3集では、これまで症例が80例ほどしかない硬結性骨化症という、いずれも難病の患者を軸にストーリーが紡がれていきます。患者の体の中で何が起こっているのかを解明することで、新しいメッセージ物質の存在やその役割が明らかになってきたのです。難病に苦しむ人達の数少ないデータの蓄積が、世界全体で6億人以上といわれる肥満や、2億人以上といわれる骨粗しょう症を救うかもしれない。その事実に、医学の決意の一端を垣間見た気がしました。

もうひとつ、スタジオで自ずと話題にのぼった「進化」についてです。「飽食」や「運動不足」が体に良くないことは、誰もが分かっていること。しかし、体内ネットワークを紐解くと、私たちの体は「"粗食"と"体を動かすこと"を前提にして、精密に形作られている」という思いに至ります。長い進化の歴史の中では、今がまさに異常事態。意外とタフなそのシステムが限界を超えたとき、生活習慣病といわれる様々な病を発症します。この詳細なメカニズムを知るにつけ、現代社会が抱える病の根の深さを感じずにはいられませんでした。

このホットな研究分野から、しばらくは目が離せません。

NHK大型企画開発センター
チーフ・プロデューサー　浅井健博

第2集
驚きのパワー！"脂肪と筋肉"が命を守る 006

Part 1
脂肪が脳を操る！"止まらない食欲"の謎 008

Part 2
脂肪細胞と脳の会話 ―食欲をコントロールする仕組み― 024

脂肪と人類進化の深い関係……040

Part 3
筋肉に秘められた意外な力 042

筋肉の構造、加齢による筋肉の変化……055

Part 4
メッセージ物質の異常が招く
メタボリックシンドロームの本当の恐ろしさ 058

Part 5
肥満による異常事態を抑える筋肉のメッセージ物質 088

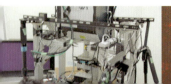
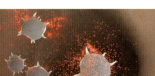
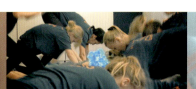
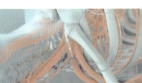

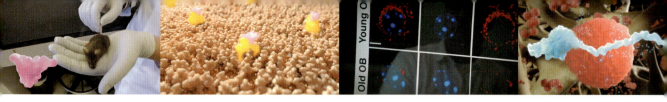

第3集
"骨"が出す！最高の若返り物質 100

Part 1
若さを呼び覚ます骨のメッセージ 102
―記憶力アップ、筋力アップ―

Part 2
若さを呼び覚ます骨のメッセージ 120
―免疫力アップ、精力アップ―

Part 3
骨を強く保つカギ ―もう1つのメッセージ物質― 128

Part 4
骨の破壊と形成 ―ミクロの世界で何が起きているのか― 140
骨の役割と構造……160

Part 5
衝撃が骨を強くする 162
骨粗しょう症を防ぐ！……176

はじめに……002　　　あとがき……178　　　放送番組CREDITS……182

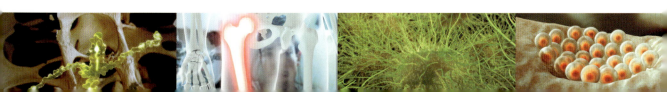

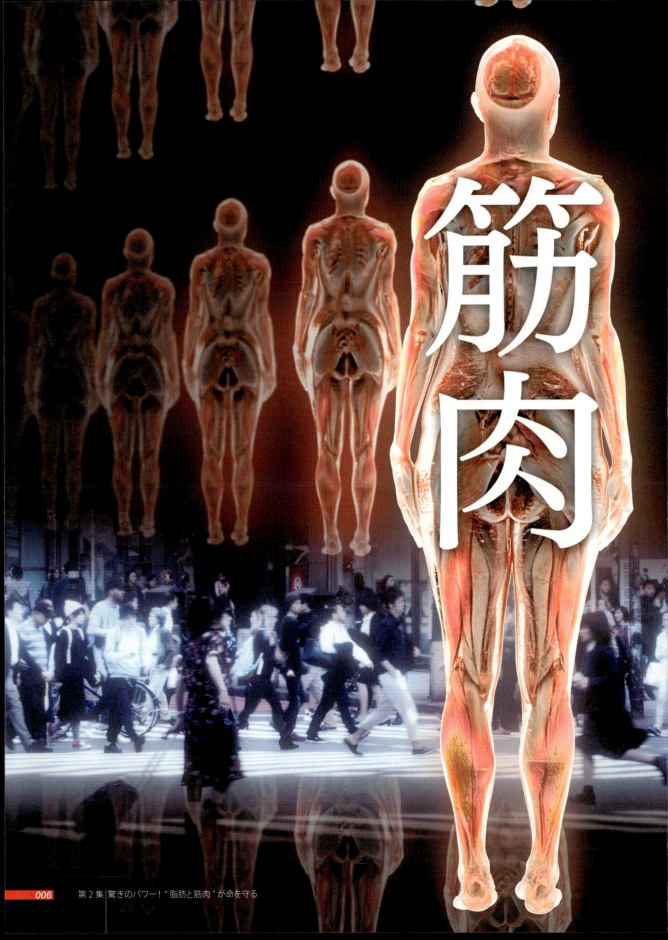

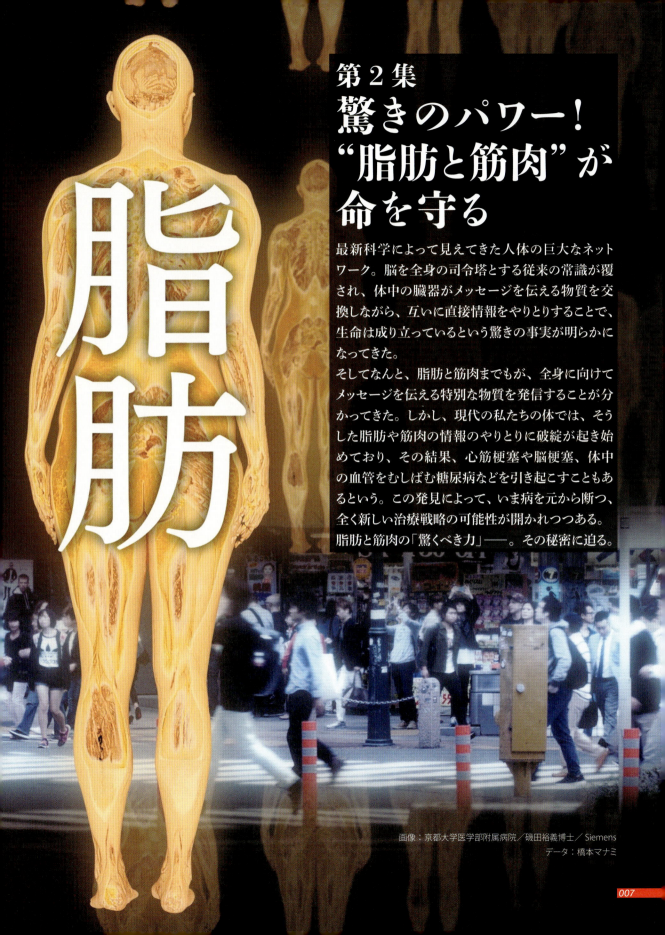

第2集
驚きのパワー！
"脂肪と筋肉"が命を守る

最新科学によって見えてきた人体の巨大なネットワーク。脳を全身の司令塔とする従来の常識が覆され、体中の臓器がメッセージを伝える物質を交換しながら、互いに直接情報をやりとりすることで、生命は成り立っているという驚きの事実が明らかになってきた。
そしてなんと、脂肪と筋肉までもが、全身に向けてメッセージを伝える特別な物質を発信することが分かってきた。しかし、現代の私たちの体では、そうした脂肪や筋肉の情報のやりとりに破綻が起き始めており、その結果、心筋梗塞や脳梗塞、体中の血管をむしばむ糖尿病などを引き起こすこともあるという。この発見によって、いま病を元から断つ、全く新しい治療戦略の可能性が開かれつつある。脂肪と筋肉の「驚くべき力」——。その秘密に迫る。

画像：京都大学医学部附属病院／磯田裕義博士／Siemens
データ：橋本マナミ

Part 1 脂肪が脳を操る！"止まらない食欲"の謎

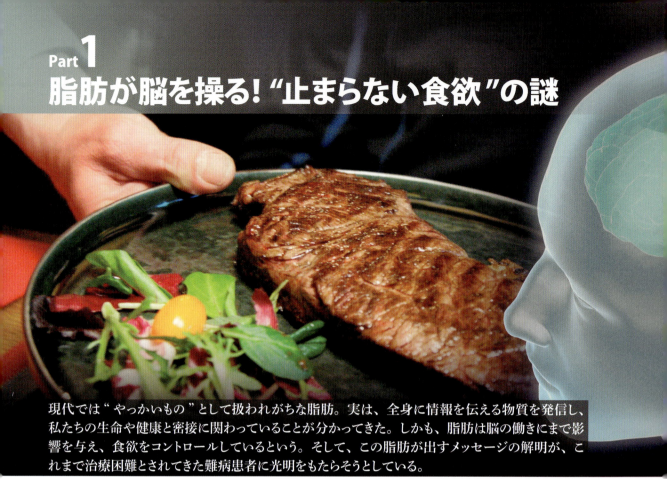

現代では"やっかいもの"として扱われがちな脂肪。実は、全身に情報を伝える物質を発信し、私たちの生命や健康と密接に関わっていることが分かってきた。しかも、脂肪は脳の働きにまで影響を与え、食欲をコントロールしているという。そして、この脂肪が出すメッセージの解明が、これまで治療困難とされてきた難病患者に光明をもたらそうとしている。

脂肪はただの"アブラ"の塊？

　脂肪は、それだけで体の形が浮かび上がるほど、体の隅々にまでついている。
　NHKスペシャル「人体」では、女優の橋本マナミさんに協力してもらい、体内の臓器や血管を撮影するMRI（磁気共鳴画像装置）を使って全身をスキャンした。
　そのデータをもとに、世界最先端の映像技術で体内の様子を立体化すると、皮下脂肪や内臓脂肪、さらには骨の中にある骨髄脂肪など、全身についているさまざまな脂肪の姿がリアルに浮かび上がった。全身データから算出した脂肪の総重量は、約18キログラム。橋本マナミさんの体重56キログラムのなんと約32％もの重さを占めていた。
　体についた脂肪組織を顕微鏡で観察すると、いくつもの丸い玉のようなものが連なっている様子が見て取れる。（P10参照）。さらに旭川医科大学の甲賀大輔博士と株式会社日立ハイテクノロジーズ協力のもと最新鋭の電子顕微鏡を使って、脂肪をさまざまな角度から撮影し、それをもとにNHKが独自に立体的に再構築する

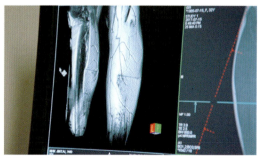

女優の橋本マナミさんに協力してもらい、体内の臓器や血管を撮影するMRI（磁気共鳴画像装置）を使って全身をスキャンした。
画像：京都大学医学部附属病院／磯田裕義博士／Siemens

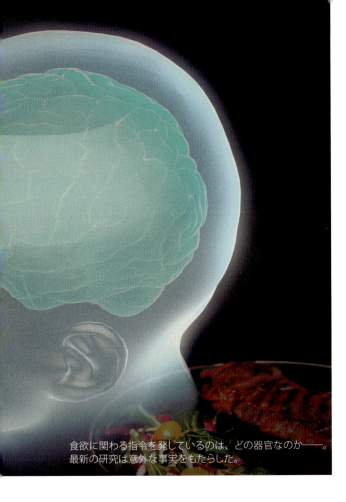

食欲に関わる指令を発しているのは、どの器官なのか——。
最新の研究は意外な事実をもたらした。

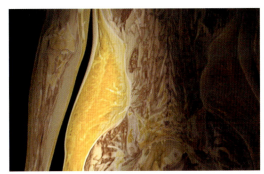

脇腹についた皮下脂肪。

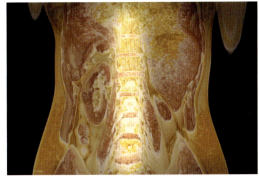

骨髄にも脂肪がある。

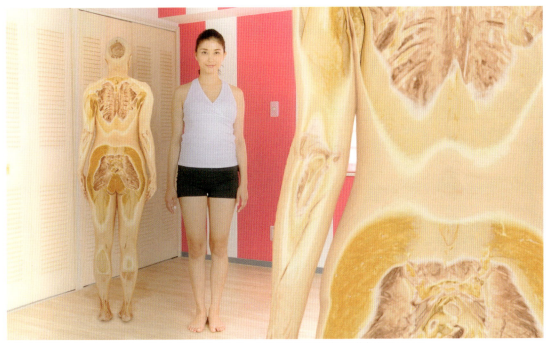

MRIで撮影したデータをもとに立体的に映像化したもの。体内の脂肪組織だけを黄色く示している。

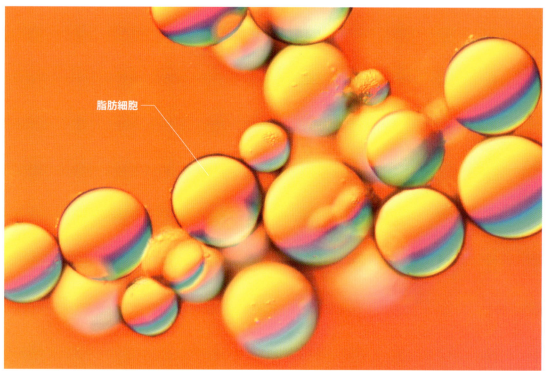

体についた脂肪細胞を捉えた光学顕微鏡映像。いくつもの丸い玉のようなものが寄り集まっている様子が見える。

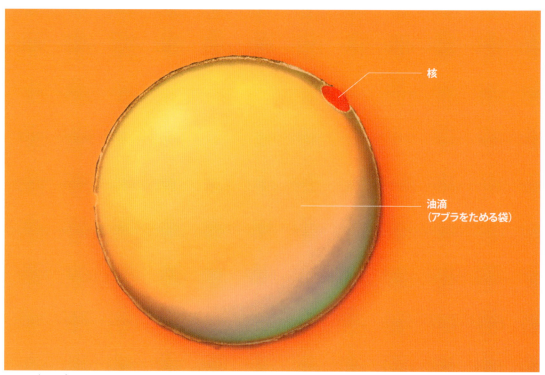

クローズアップされた脂肪細胞の1つ。細胞の内部は油滴と呼ばれる大きな袋で占められており、ここに食事で摂った栄養素をエネルギー源として蓄える。赤色の部分は細胞の核。

画像：日本大学　松本太郎博士

と、丸々と膨らんだ球がひしめき合うように寄り集まっていた。（P20〜23参照）。

この丸い玉のような1つ1つは「脂肪細胞」と呼ばれる細胞だ。細胞の内部は、細胞核を隅に追いやるように、中央の大きな袋が大半を占めている。これは「油滴」と呼ばれるもので、脂肪細胞はこの袋に脂肪をため込んでいる。

つまり、私たちの体の皮下脂肪や内臓脂肪の正体は、単なる大きなひとかたまりの"アブラ"ではなく、脂肪細胞という生きた細胞の集まりだったのだ。

「エネルギー貯蔵庫」としての脂肪

脂肪はこれまで、体の「エネルギー貯蔵庫」として認識されてきた。

体内に取り入れた食べ物のうち、すぐにエネルギーとして使われずに余った糖（炭水化物など）や脂質（動物性脂肪など）は、「中性脂肪」へと変換されて脂肪細胞の油滴に蓄えられる。中性脂肪は別名トリグリセリド（またはトリグリセライド）とも呼ばれ、人間の体を動かすエネルギー源になるものだ。蓄えられた中性脂肪は、運動時や空腹時など、体内のエネルギーが不足した際に分解され、全身に供給される。

取り込む糖や脂質が増えると、それに伴って脂肪細胞の油滴は風船のようにどんどん膨らみ、脂肪全体としての体積が増える。逆に、中性脂肪が分解されエネルギーとして供給されると、油滴は縮み、脂肪細胞も小さくなっていく。

私たちの脂肪細胞のエネルギー貯蔵能力には、実は凄まじいものがある。1960年代の記録に残る、ある治療法がそれを物語る。その名も、「絶食治療」。肥満の患者をやせさせるために、医師が体調管理をしながら絶食させるというものだ。体重207キログラムの男性に、なんと382日間の絶食治療を行った。その結果、男性

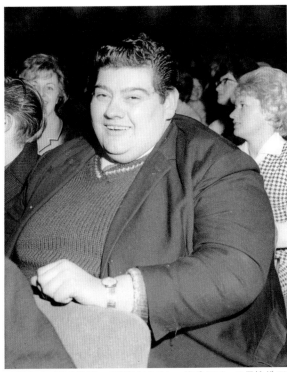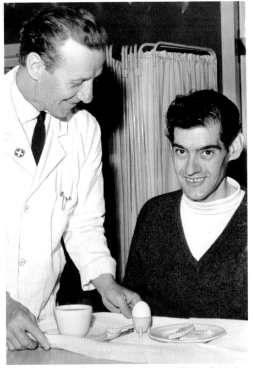

1962年の「絶食治療」の記録によると、体重207kgの男性が382日間の絶食治療を行った結果、125kgの減量に成功した。1年分以上ものエネルギーが、体の脂肪に蓄えられていたのだ。

画像：Cascade News（左右）

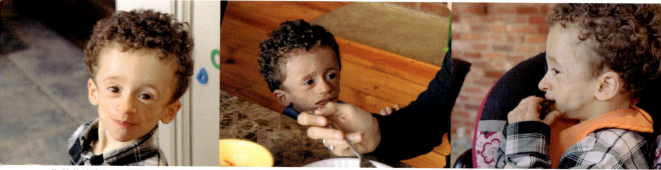

脂肪萎縮症という難病を患うジュリアン君。遊ぶことが大好きで、普段は健康な子どもと変わらない様子に見えるが、食事時になると一変する。凄まじい食欲で、とめどなく食べたがる。

は125キログラムの減量に無事成功。健康を取り戻すことができた。私たちの体の脂肪細胞は、1年分以上ものエネルギーを蓄えることができるという驚愕の事実が医学の歴史に刻まれているのだ。脂肪は、こうしたエネルギーの貯蔵・供給という役割以外にも、体温を維持したり、内臓を正しい位置に保ったり、衝撃を和らげるクッションの役割なども担っている。

ところが最新の研究から、この脂肪にはさらに驚くべき意外な力が備わっていることが分かってきた。脂肪細胞は全身に向けてさまざまなメッセージを伝える物質（メッセージ物質）を放出しており、なんと脳の働きをも左右する大切な働きをしているというのだ。

脂肪がないとどうなるか

脂肪が脳に指令を出しているとはどういうことなのか――。

それを教えてくれるのは、アメリカ・コネチカット州に住むジュリアン・フェルトン君。1歳半の男の子だ。ジュリアン君は数百万人に1人という難病の「脂肪萎縮症」で、生まれつき体に脂肪細胞を持っていない。普段の生活ぶりは健康な子どもと変わらないものの、食事の際には様子が一変する。食べても食べても食欲が満たされず、もっと食べたいという衝動を抑えられな

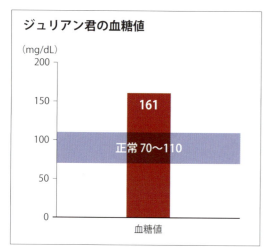

食欲に任せて食べたときのジュリアン君の血糖値は161mg/dLまで上昇し、健康な人の基準値のおよそ1.5倍に達する。

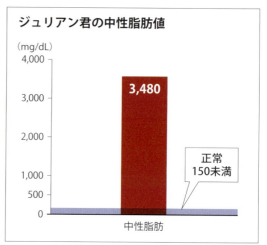

ジュリアン君の場合、中性脂肪も健康な人の20倍以上にあたる3,480mg/dLまで上昇する。

い。食欲が暴走しているのだ。

例えば、ある日のランチはサラダ、ヨーグルト、鶏肉とキャベツの和え物だったが、凄まじい食欲で、両手につかんだ食べ物を一度に口にほおばり、息つく間もなくむさぼるように食べる。食べ終わって、さすがに満腹かと思いきや、母親の分まで欲しがり、食べ物が手に入るまで泣き叫んで訴える。

ジュリアン君の母親カーラさんは、「この子が生まれて間もない頃から、食欲が普通じゃないと気づきました。いくらミルクを与えても泣き止まず、いますぐ食べないと死んでしまうというくらいに必死なのです」と当時を振り返る。

脂肪萎縮症とは、脂肪細胞が減少したり、消失したりする病気だ。全身に起こる「全身性」や、下半身など部分的に起こる「部分性」のものがある。また、生まれつき起きる「先天性」と途中で発症する「後天性」のものとがある。この病気を引き起こす遺伝子変異も一部解明されてきているが、その全体像はまだ謎に包まれている。

ジュリアン君の場合は「先天性全身性脂肪萎縮症」で、生まれつき脂肪細胞を持っていない。そのため、食事により摂取した糖や脂質は脂肪細胞に蓄えられることなく、常に血液中を漂うこ

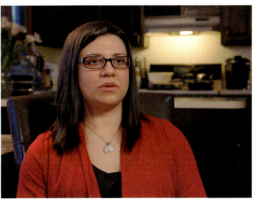

「生まれてすぐに食欲が普通じゃないと気づきました」と語る、ジュリアン君の母親カーラさん。

とになる。

すると、何が起こるのか——。ジュリアン君が食欲に任せて食べてしまうと、血糖値は健康な人の基準値のおよそ1.5倍に達し、中性脂肪も基準値の20倍以上に上昇。このように血糖値や中性脂肪の値が正常域を大幅に超えると、若くして重い糖尿病を発症してしまうリスクが高まる。

脂肪萎縮症の患者には厳しい食事制限が必要だが、これまで食欲を抑える有効な手立てはなく、平均寿命はわずか30年ほどといわれてきた。

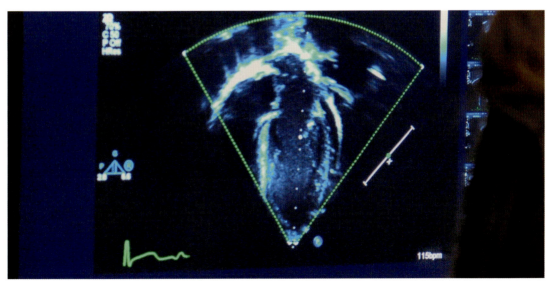

心臓のエコー検査。ジュリアン君は糖尿病や心臓病を引き起こすリスクがあるため、定期的な検査が欠かせない。

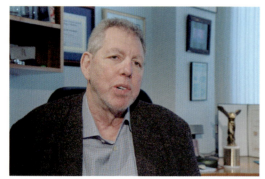

脂肪細胞が食欲を抑える物質を出していることを突き止めた、ロックフェラー大学教授のジェフリー・フリードマン博士。

食欲をコントロールする物質の発見

　それにしても、なぜ脂肪細胞がないと、食べても食べても満足できないのだろうか——。

　研究の発端は、突然変異によって偶然生まれてきた肥満マウスにある。このマウスは、いくら食べても食欲が低下せず、どんどん太ってしまう。体重は正常マウスの約3倍にもなる。

　このマウスの異常なほどの食欲がどこからくるのかを明らかにしたのが、アメリカ・ロックフェラー大学教授のジェフリー・フリードマン博士の研究グループだった。肥満マウスには、満腹を感じるための"何か"が欠けているのではないか。そう考えたフリードマン博士は、正常マウスの血液成分を肥満マウスに与えてみた。すると、肥満マウスの食欲はみるみる減り、体重が減少。マウスたちをさらに詳しく調べた結果、食欲をコントロールする物質の存在が明らかになった。

　「レプチン」と名づけられたこの物質は、わずか100万分の1ミリメートルほどの小さなたんぱく質でできている。これこそが体内でやりとりされ、情報を伝える"メッセージ物質"。そして、さらに驚くべきことに、レプチンは脂肪細胞でつくられ、脳に働きかけていることが分かったのだ。

　脂肪細胞が食欲を抑える物質を出しているという事実は、世界中の研究者に大きなインパクトを与えた。

　「レプチンが発見されるまで、脂肪細胞は風船のようなものだと考えられていました。たくさん食べると膨らみ、食べないと小さくなるという受動的なものだと思われていたのです。しかし、この発見によって脂肪に対する考え方が180度変わりました。まさか、脂肪細胞が食欲を操っ

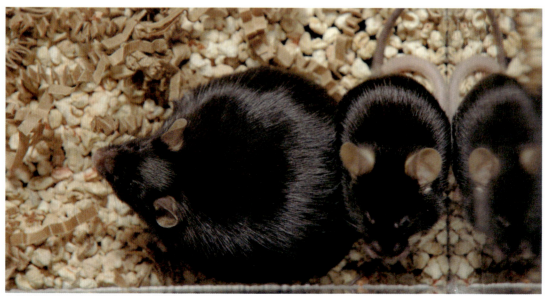

突然変異によって偶然生まれてきた肥満マウスと普通のマウス。肥満マウスはレプチンがないことで食欲が暴走し、どんどん太って、体重は正常マウスの約3倍にもなる。

レプチンによる食欲を司る脳活動の抑制（fMRIによる脳活動評価実験）

fMRIを用いて、人の食欲に関係する脳活動を調べた研究。

画像：京都大学 青谷大介博士

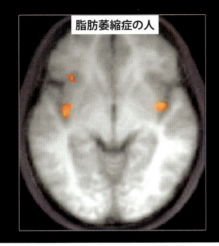 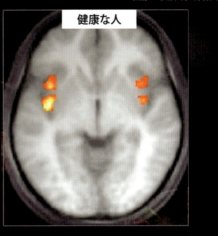

空腹時に食べ物の写真を見せたときの脳活動。脂肪萎縮症の人も健康な人も食欲を司る脳の部分が活発に働いている。

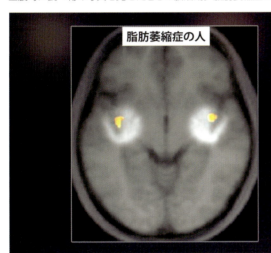 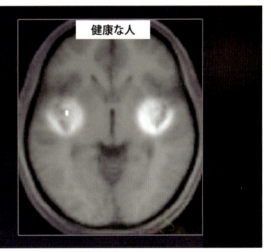

食事を摂ると、健康な人ではその活動が収まるが、脂肪萎縮症の人は食後も活動が収まらない。

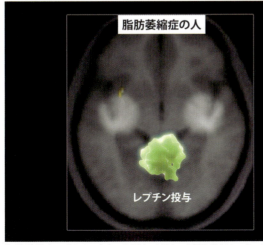 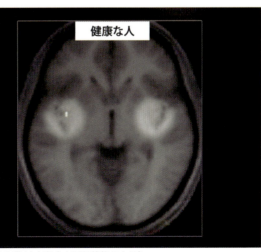

脂肪萎縮症の人にレプチンを投与すると、活動が収まった（右の画像は中段右と同じ状態のもの）。

ていたなんて、本当に驚きました。脂肪が出すメッセージ物質は、私たちの脳にまで作用する、とても重要なものだったのです」とフリードマン博士は、レプチンの役割を強調する。

レプチンの劇的な作用を示す実験を紹介しよう。京都大学大学院医学研究科メディカルイノベーションセンターの青谷大介博士らは、脳の血流量の変化を計測することで脳の活動を画像化するfMRI（機能的磁気共鳴画像装置）を利用して、人の食欲に関係する脳の活動を評価した。

健康で適正体重の人は、空腹時に食べ物の写真を見せると脳の食欲を司る場所が活発に働いていたが、食事を摂るとその活動は収まる。一方、脂肪萎縮症の人は、食後も食欲を司る脳の活動が収まらない。食欲が暴走している状態だ。ところがレプチンを投与すると、食後に活発だった脳の活動が抑制されることが示された。脂肪細胞が出すメッセージ物質であるレプ

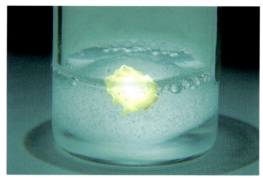

脂肪細胞が出すメッセージ物質であるレプチンは、脂肪萎縮症の治療薬として希望の光を灯した（CG）。

チンによって、とめどない食欲が抑えられたのである。（P15参照）。

メッセージの解明で医療が変わる

これまで確立した治療法のなかった脂肪萎縮症だが、脂肪細胞が放出するレプチンの発見によって、治療に新たな希望が見え始めている。

2013年、京都大学教授の中尾一和博士らの

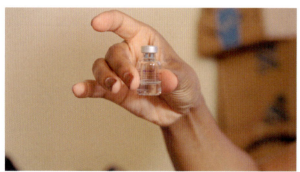

脂肪萎縮症に対する治療薬として承認されたレプチン製剤。

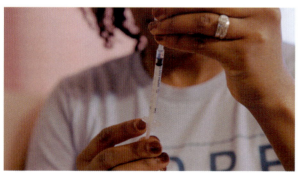

注射シリンジに薬液を注入して、レプチン投与の準備をするアラニちゃんの母親レイチェルさん。

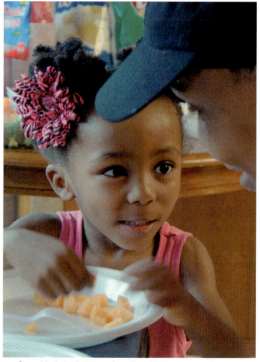

レプチン治療を受けて、食べ物に執着することがなくなり、とても元気に過ごすアラニちゃん。

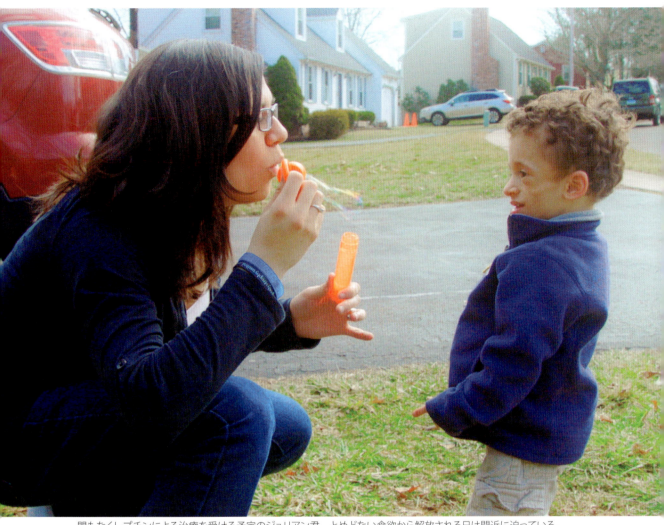

間もなくレプチンによる治療を受ける予定のジュリアン君。とめどない食欲から解放される日は間近に迫っている。

　チームによって、レプチンが脂肪萎縮症に対する世界初の治療薬として日本で承認され、2014年にはアメリカでも承認された。

　ジュリアン君と同じく脂肪萎縮症を患う3歳の女の子アラニ・オスボーンちゃんも、以前はいくら食べても食欲が止まらず、食べ物を取り上げると泣き叫び、家族の分まで食べてしまうほどだったという。

　しかし、レプチンによる治療を受けることで、暴走する食欲を抑えられるようになり、糖尿病などを防ぐ可能性も期待されている。母親のレイチェルさんは「レプチン治療を始めてから、食べ物に執着することがなくなりました。食べ物以外にも興味を示すようになり、いまでは絵本やおもちゃで遊ぶようになったんです。血糖値や中性脂肪の値もよくなり、とても元気になりました。娘の人生を変えてくれたレプチンに本当に感謝しています」と微笑む。

　ジュリアン君も間もなく、このレプチンによる治療を開始する予定になっている。"やっかいもの"扱いされがちな脂肪は、実は私たちの食欲をコントロールし、病気から守ってくれる重要な存在だった。脂肪細胞が出すメッセージ物質の解明が、小さな命の未来を明るい光で照らそうとしている。

脂肪細胞（光学顕微鏡）
丸い玉のような１つ１つが脂肪細胞（ブタ）。
脂肪は生きた細胞が集まって形づくられている。

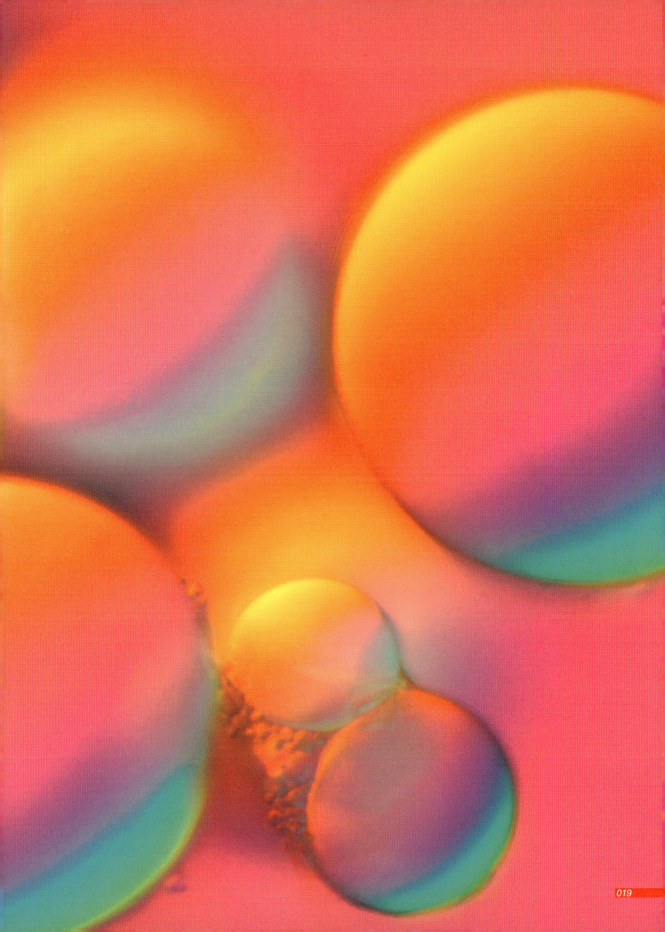

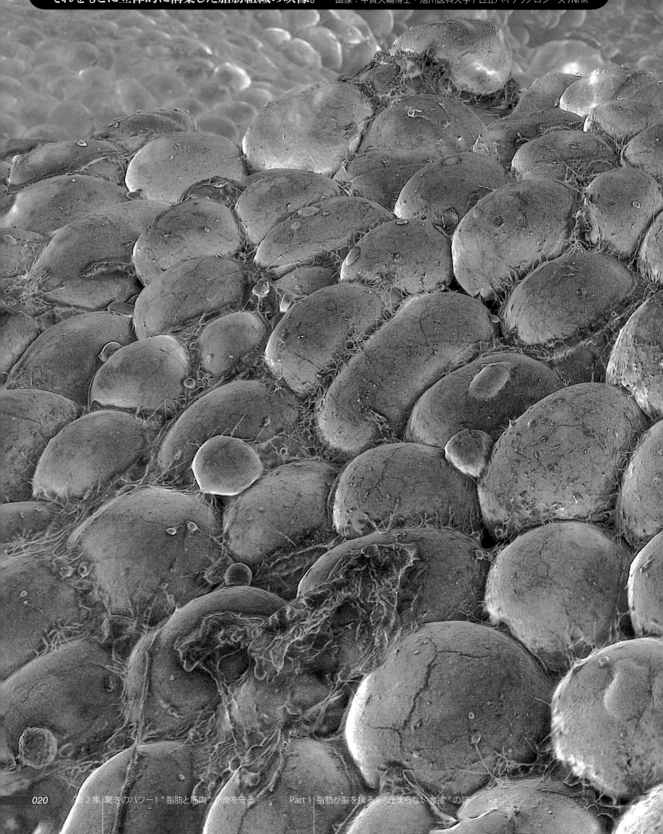

脂肪細胞（3D 電子顕微鏡）
最新鋭の電子顕微鏡を用いて、体内の脂肪をさまざまな角度から撮影し、それをもとに立体的に構築した脂肪組織の映像。　画像：甲賀大輔博士・旭川医科大学 / 日立ハイテクノロジーズ /NHK

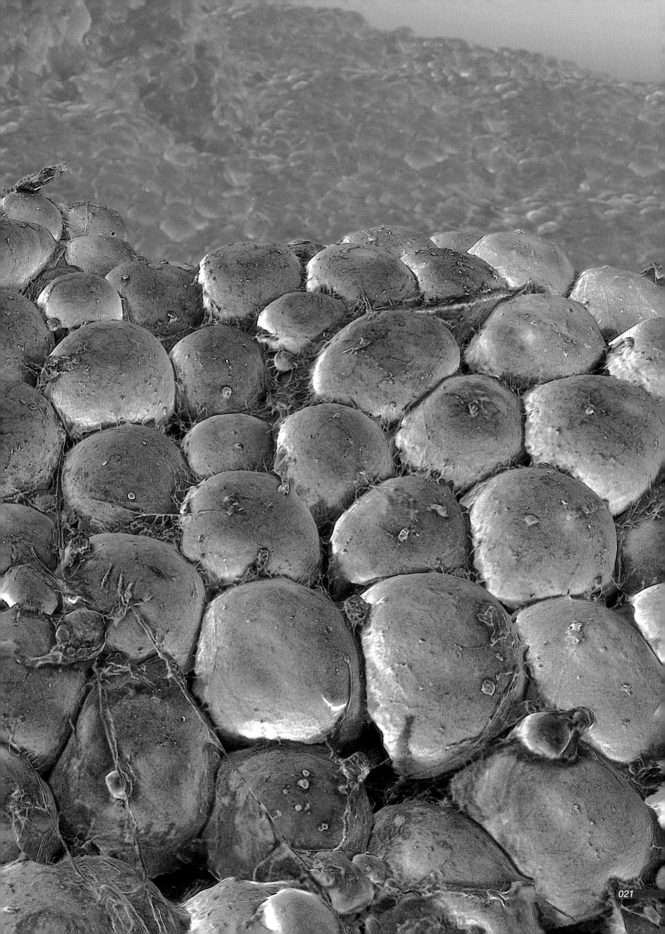

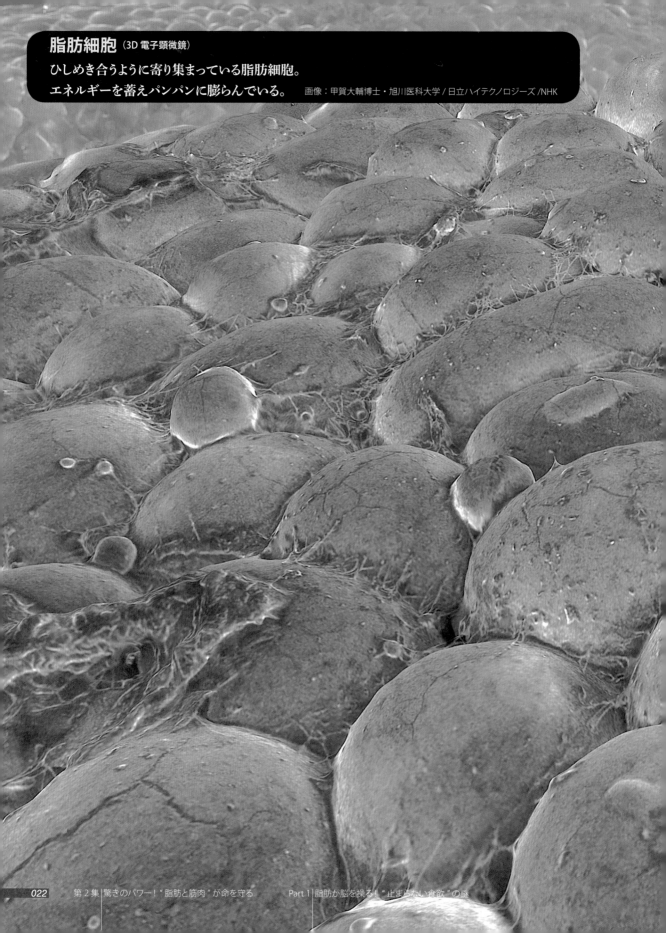

脂肪細胞（3D電子顕微鏡）
ひしめき合うように寄り集まっている脂肪細胞。
エネルギーを蓄えパンパンに膨らんでいる。　画像：甲賀大輔博士・旭川医科大学／日立ハイテクノロジーズ／NHK

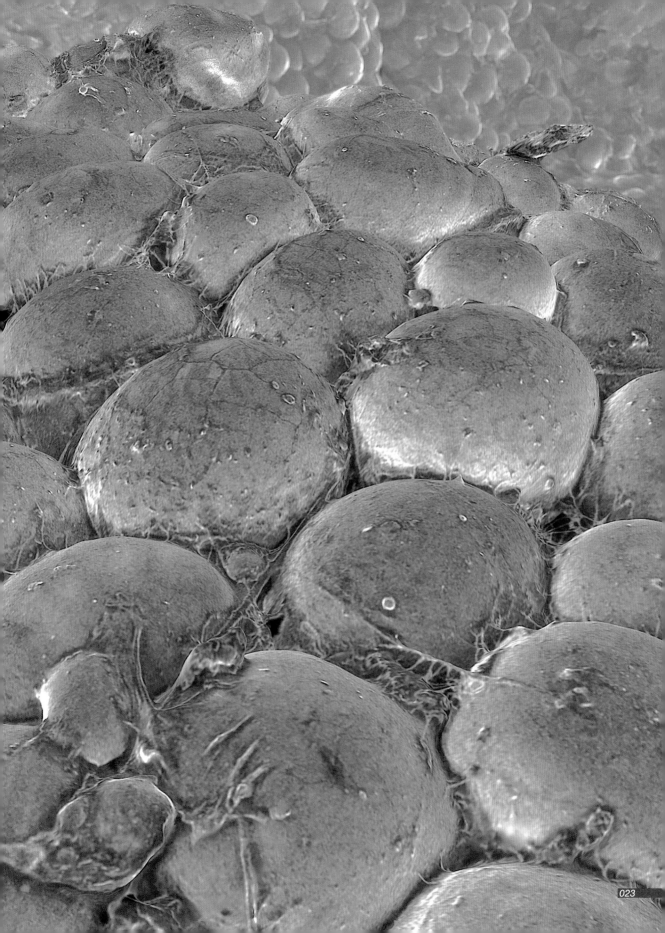

Part 2 脂肪細胞と脳の会話
― 食欲をコントロールする仕組み ―

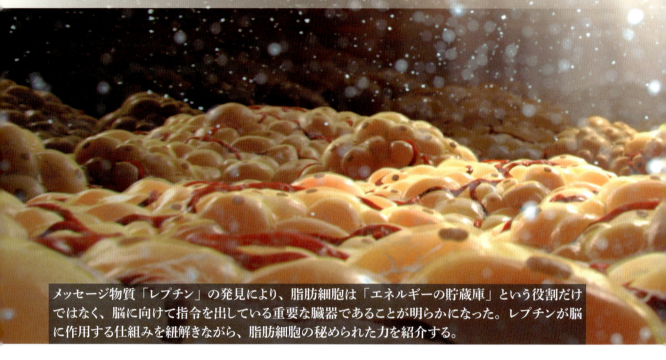

メッセージ物質「レプチン」の発見により、脂肪細胞は「エネルギーの貯蔵庫」という役割だけではなく、脳に向けて指令を出している重要な臓器であることが明らかになった。レプチンが脳に作用する仕組みを紐解きながら、脂肪細胞の秘められた力を紹介する。

レプチンが脳に作用する仕組み

　脂肪細胞が発信するメッセージ物質「レプチン」。この物質は、食欲の中枢である脳に対して、どのように作用しているのだろうか――。私たちの体についている脂肪細胞を、実際の顕微鏡映像をもとに高精細なCGで再現した。
　一面を覆っているのは丸い脂肪細胞。（上の画像を参照）。脂肪細胞の大きさは直径およそ0.1ミリメートル。その合間を細い血管が走っている。血管からは食事から摂った栄養のうち、体で使われずに余った糖や脂質が浸み出して、脂肪細胞の中にある油滴と呼ばれる袋にどんどんため込まれていく。脂肪細胞は次第に膨らみ、それとともに細胞の中ではドラマチックな変化が起こり始める。（P30〜39参照）。
　脂肪細胞の中にはたくさんの小さな粒を包んだカプセルのようなものが漂っている。この小さな粒の1つ1つが、レプチンというメッセージ物質だ。レプチンは、いわば「エネルギーは十分たまっているよ！」というメッセージを伝える物質。油滴が大きく膨らむにつれて、レプチンは脂肪細胞の外へ放出され、血管の中へ入っていく。
　私たちの体の血管は、血液を全身に送るための輸送路であると同時に、細胞からのメッセージを他の臓器や細胞へ伝える情報回線としても機能している。脂肪細胞から放出されたレプチンは血管に入り込み、血液の流れに乗ってメッセージを受け取る脳へと向かう。
　脳の中心部にある「視床下部」という部分に到達したレプチンは、血管から浸み出して脳の中へと入っていく。視床下部の周囲には数多くの神経細胞が張り巡らされており、その神経細胞の表面には、レプチンをキャッチして、メッセー

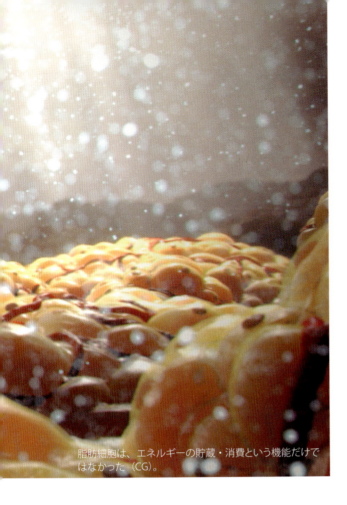

脂肪細胞は、エネルギーの貯蔵・消費という機能だけではなかった(CG)。

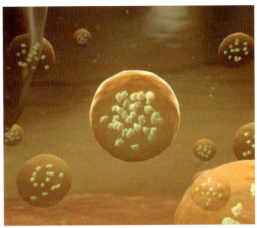

脂肪細胞の中にはたくさんの小さな粒を包んだカプセルのようなものが漂っている(CG)。

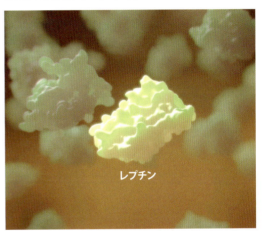

脂肪細胞の出すメッセージ物質レプチンは「エネルギーは十分たまっているよ!」というメッセージを伝えている(CG)。

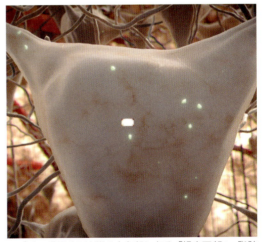

レプチンが届くのは脳の中心部にある「視床下部」。脂肪細胞からのメッセージを受け取った脳は、エネルギーが足りているという情報を受け取り、「もう食べなくていい」と判断して、食欲は収まっていく(CG)。

ジを細胞の中へ伝える特別な装置がある。「レプチン受容体」と呼ばれるこの装置は、レプチンだけを選んでキャッチし、それ以外のものは受け取らない仕組みになっている。

　脂肪細胞からのメッセージを受け取った脳は、満腹であることを感じ取り、「もう食べなくていい」と判断して、食欲は収まっていく。このようにして脂肪細胞が放出するレプチンという小さなメッセージ物質が、日々、私たちの食欲を密かに操っていたのだ。

レプチンが性行動も操る

　レプチンの働きは、食欲をコントロールするだけにとどまらない。前章に出てきたレプチンを持たない肥満マウスには、暴走する食欲のほかに、もう1つ重大な症状がある。それは、不妊。

　アメリカ・サスケハナ大学教授で脳科学者の

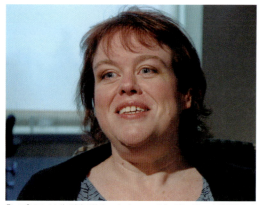

「レプチンは生殖行動もコントロールしている」と語るアメリカ・サスケハナ大学教授のエリン・ラインハート博士。

メスのハムスターにレプチンを投与すると、性行動の回数が大幅に増加した。　　　　画像（背景）：getty images
Horm Behav. 2007 Mar;51(3):413-27.

　エリン・ラインハート博士は、レプチンと性行動について研究をしている。「動物は子どもをつくることに最も多くのエネルギーを必要とします。レプチンは、そうした生殖行動をコントロールしていると考えているんです」

　そこで、メスのハムスターにレプチンを投与する実験を行うと、性行動の回数が大幅に増加したのだ。

　脂肪細胞に十分エネルギーがたまると、脂肪はレプチンを使って脳に指令を出し、食欲を操る。さらにそれがきっかけとなって、脳が卵巣に向けて子づくりを促す新たなメッセージ物質を出す。こうして、脂肪は性行動をも左右しているのだ。この仕組みは食料が十分にあるときにだ

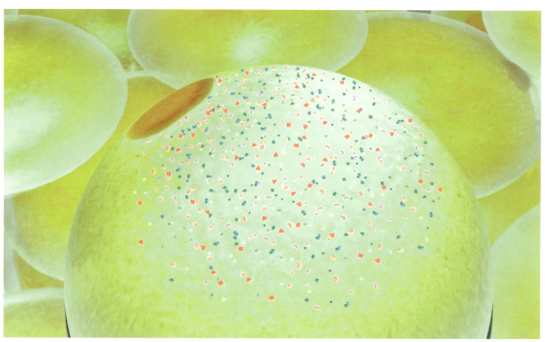

脂肪細胞が出すメッセージ物質はおよそ600種類見つかっている。その大半はまだどのように働くのか分かっておらず、今後の研究結果が期待される（CG）。

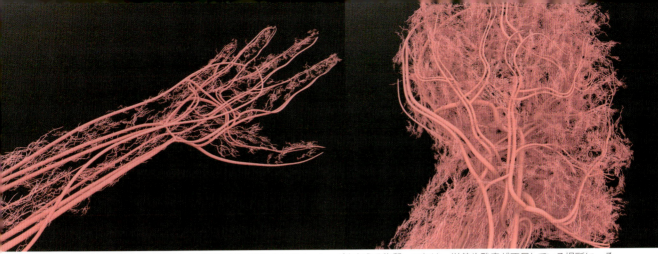

脂肪細胞が出すVEGFは「血管をつくって！」というメッセージを伝える物質。これは、栄養や酸素が不足している場所に、それを送り届ける血液が流れるようにするため、血管をつくろうと語りかけるものだ（CG）。

け子孫を残すという、いわば、母親と生まれてくる子を守るためのものと考えられる。

ラインハート博士は、体内のエネルギーをお金に例えると分かりやすいと語る。

「お金に困っているときは、今日を生き抜くことに精一杯になります。でも、十分な貯金があると、将来に向けて準備をすることができますよね。食料がたくさんあって、脂肪にエネルギーが十分たまっているときに、初めて動物は安心して子どもをつくるための準備をすることができるんです」

脂肪細胞が出す多彩なメッセージ物質

脂肪細胞の出すメッセージ物質はレプチンのほかにも、現在分かっているだけで、一説にはおよそ600種類にもなる。その多さは、人間にとって脂肪細胞の役割がいかに大きいかを物語るようだ。

例えば、日本人研究者が発見した「アディポネクチン」と呼ばれる物質は、糖尿病やメタボリックシンドロームの発症の有無に大きく関わっていると考えられている。脂肪細胞から放出されるアディポネクチンは、脂肪が多いほどたくさん出ると思われるかもしれないが、脂肪の量が多ければ多いほど、減っていく。特に、内臓脂肪が多い人ほどアディポネクチンの量が少ないことが分かっている。いま、詳しいメカニズムを解明する研究が続けられている。

他にも、「VEGF（血管内皮増殖因子）」と呼ばれる物質が知られている。血液が全身の隅々まで栄養や酸素を運ぶには、その輸送路となる血管が必要だ。栄養や酸素が不足している場所に、「血管をつくって！」と語りかけるメッセージ物質がVEGFである。VEGFは他のいろいろな細胞も発信しているが、脂肪細胞も放出することが分かってきた。

さらに脂肪細胞は、「TNFα」というメッセージ物質も放出している。もともとTNFαとは、体を敵から守る働きをする免疫細胞が外から侵入してきた細菌やウイルスなどを探知して、周りの免疫細胞に対して「敵がいるぞ！」と警戒を促すメッセージ物質。それが脂肪細胞からも出ていることが分かり、さまざまな病気とも関わっているとして、近年とても注目されている。

このように、脂肪細胞はメッセージ物質を放出し、脳に働きかけて食欲をコントロールしたり、性行動を操ったり、体を守る免疫細胞を左右したりするなど、多彩な役割があることが明らかになりつつある。

人体の巨大なネットワークの一員としてさまざまなメッセージ物質を発信し、他の臓器と会話を交わす脂肪——。生命を支える重要な"臓器"として、いま大きな注目が集まっている。

免疫細胞（顕微鏡） 画像：桜映画社

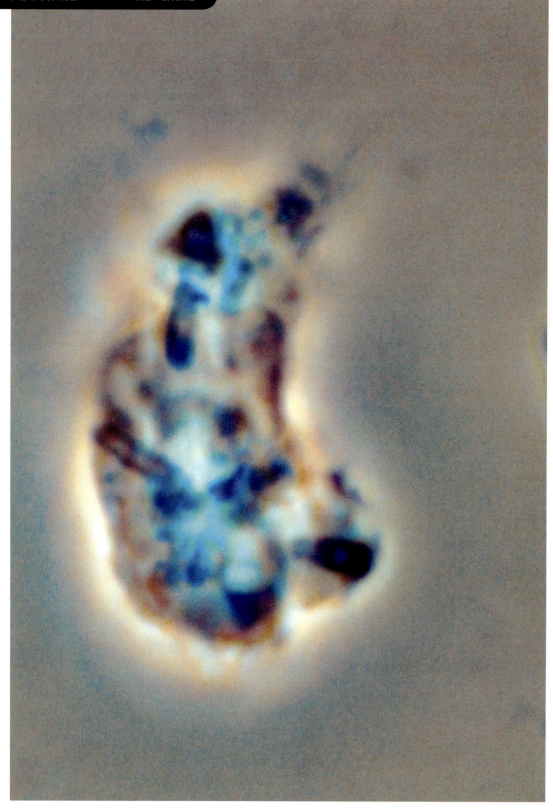

外敵を捕食している免疫細胞（顕微鏡） 画像：桜映画社

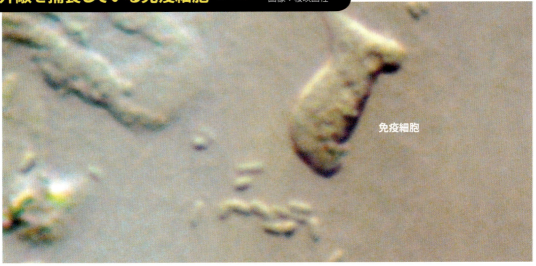
免疫細胞

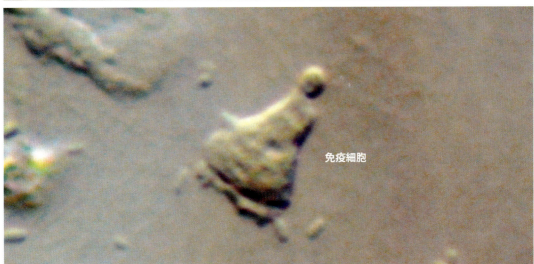
免疫細胞

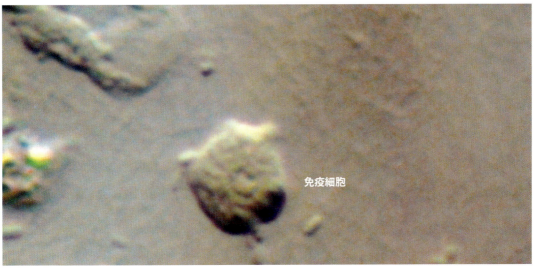
免疫細胞

脂肪細胞が出す「敵がいるぞ！」という警告メッセージ（TNFα）を受け取った免疫細胞は、侵入してきた細菌などの異物を捕食して分解する。

食欲をコントロールする仕組み 1 (CG)

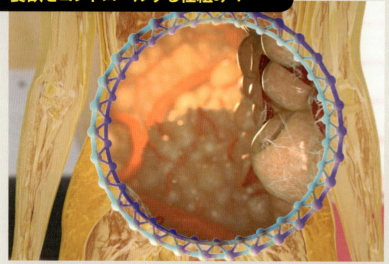

1.
脂肪組織の中。

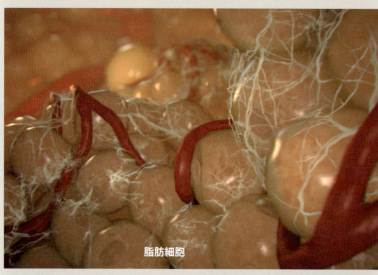

2.
直径約0.1mmの丸い脂肪細胞が寄り集まっている。

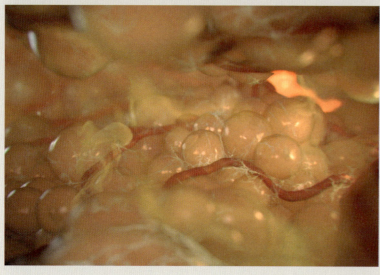

3.
体ですぐに使われずに余った糖や脂質が、血管から浸み出している。

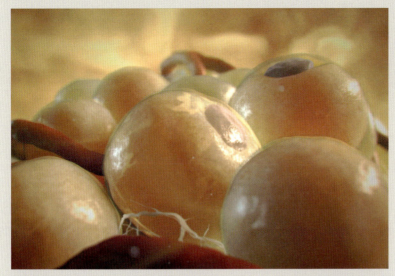

4.
浸み出した糖や脂質が、脂肪細胞の中にある油滴と呼ばれる袋にため込まれていく。

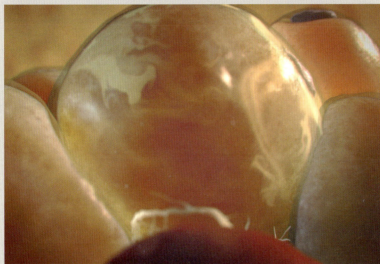

5.
糖や脂質をため込んで膨らんだ脂肪細胞。

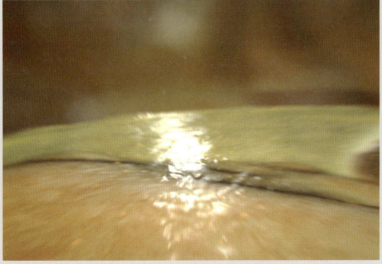

6.
膨らみきった脂肪細胞は、それ以上ため込むことはできなくなる。

食欲をコントロールする仕組み 2 (CG)

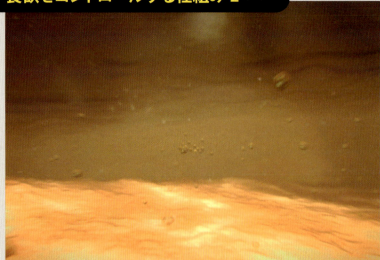

7. 脂肪細胞の中に入ってみると――。

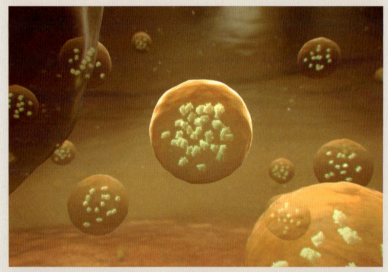

8. たくさんの小さな粒を包んだカプセルのようなものが漂っている。

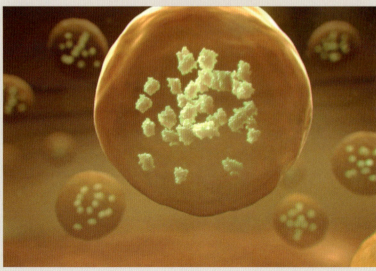

9. 小さな粒の1つ1つが、脂肪細胞が分泌するメッセージ物質。

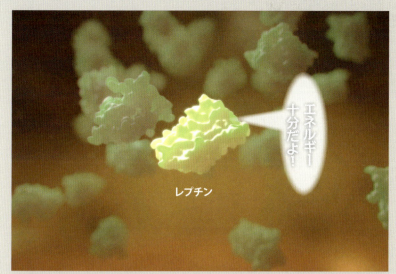

10. このメッセージ物質がレプチンだ。レプチンは「エネルギーは十分たまっているよ！」というメッセージを伝える。

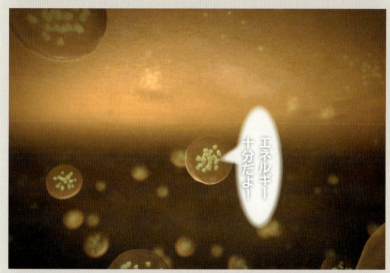

11. 脂肪細胞の膨らみとともに、レプチンを包んだカプセルは細胞内から細胞表面に移動する。

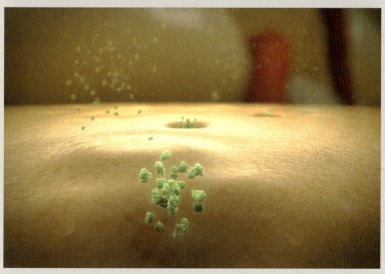

12. レプチンは脂肪細胞の外に放出され始める。

食欲をコントロールする仕組み 3 (CG)

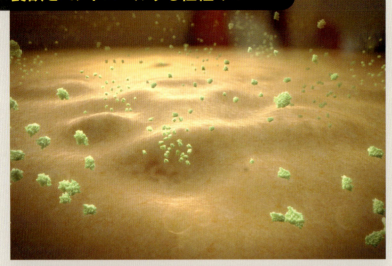

13.
脂肪細胞の表面から外に出ていくレプチン。

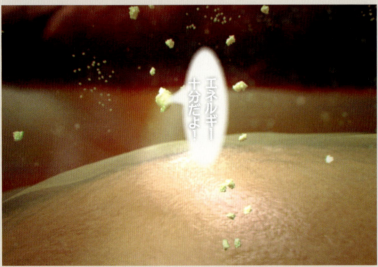

14.
脂肪細胞から次々と放出されたレプチンは、どこかに向かおうとしている。

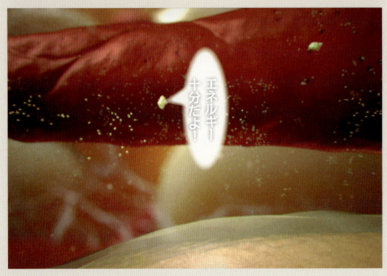

15.
その向かう先は「血管」。レプチンは一斉に血管に近づいていく。

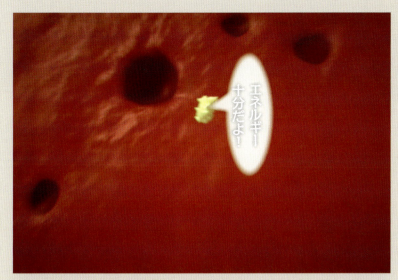

16.
脂肪細胞から放出されたレプチンは、血管に入り込む。

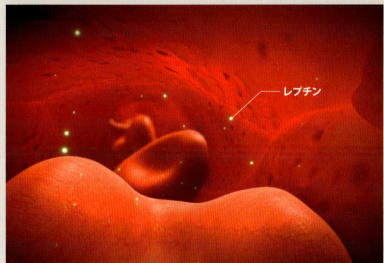

17.
血液の流れに乗って運ばれていくレプチン。

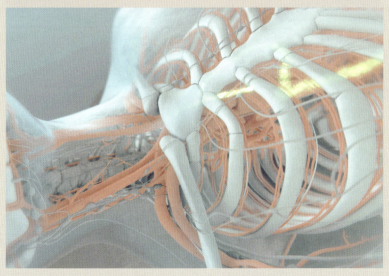

18.
レプチンはメッセージを受け取る臓器である脳に向かう。

食欲をコントロールする仕組み 4 (CG)

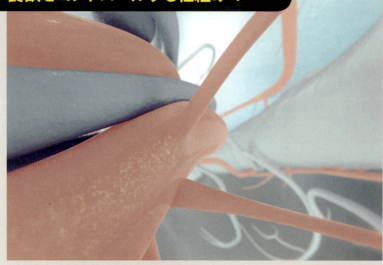

19.
血管は細胞からのメッセージを伝える情報回線でもあるのだ。

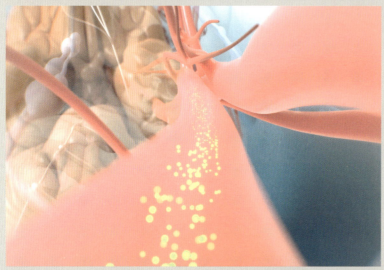

20.
脳内の血管の中を進んでいくレプチン。

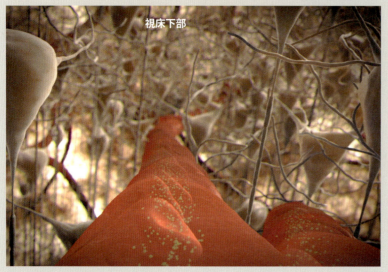

視床下部

21.
レプチンが到達したのは視床下部。本能的な欲望を司る中枢だ。

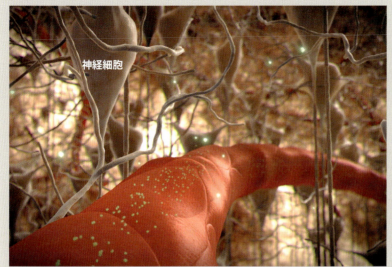

22.
脳には数多くの神経細胞が張り巡らされている。

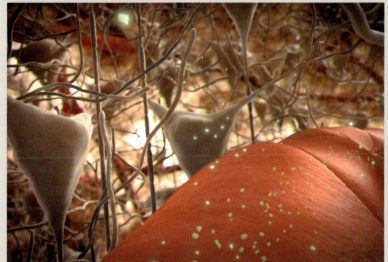

23.
血管から出たレプチンは神経細胞を目指す。

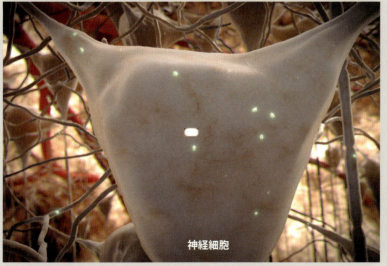

24.
神経細胞にたどり着いたレプチン。

食欲をコントロールする仕組み 5 (CG)

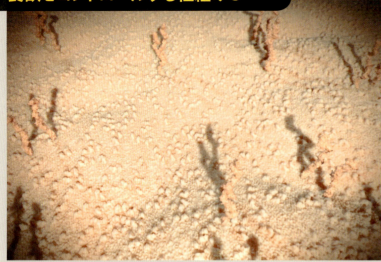

25.
神経細胞の表面には、レプチンのメッセージだけを受け取るための特別な装置であるレプチン受容体が並んでいる。

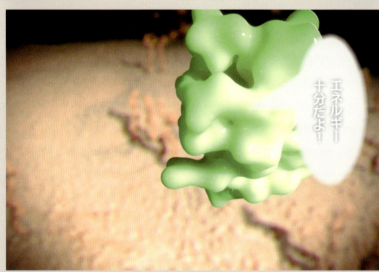

26.
レプチン受容体へと向かっていくレプチン。

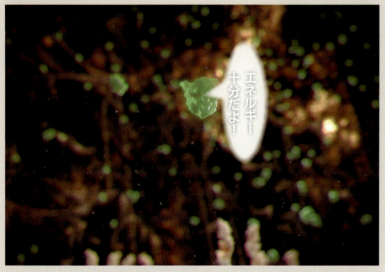

27.
徐々に近づいていく。

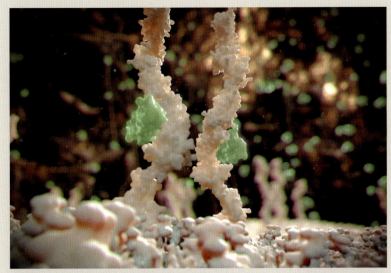

28.
レプチン受容体に結合するレプチン。

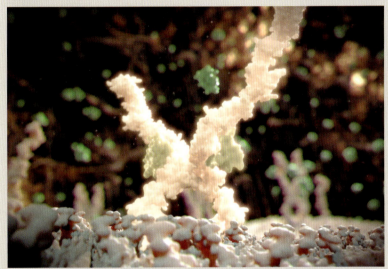

29.
脂肪細胞からの「エネルギーは十分たまっているよ!」というメッセージを脳が受け取った瞬間。

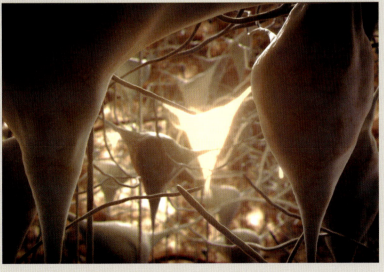

30.
すると脳は、「もう食べなくていい」と判断して、食欲が収まる。

脂肪と人類進化の深い関係

脂肪細胞はエネルギーの貯蔵と供給という大切な役割を担っているが、一方では現代人に肥満をもたらしている。人は、なぜ太ってしまうのか——。その原因を探ると、脂肪は人類の進化に深く関わっていた。

2つの脂肪細胞

NHKスペシャル「人体」ではこれまで、嫌われ者の"脂肪"が、実は私たちの体にとって大切なメッセージ物質を発していることを紹介してきた。ここでいう脂肪は、専門用語では「白色脂肪細胞」と呼ばれるもので、中性脂肪をエネルギー源として蓄えることに特化した細胞だ。一方で、最近は「褐色脂肪細胞」という別の種類の脂肪細胞があることが分かり、注目を集め始めている。

直径100マイクロメートル（1マイクロメートル＝1,000分の1ミリメートル）以上にまでなる大きな白色脂肪細胞に比べ、褐色脂肪細胞は直径20〜50マイクロメートルと比較的小さく、細胞内には多数の小さな油滴がある。そして、最も大きな特徴は、細胞内に多くのミトコンドリアという細胞内器官を持つこと。褐色のミトコンドリアが多いため、褐色脂肪細胞と呼ばれている。

通常、ミトコンドリアは体を動かすために必要なエネルギーを生み出す器官だが、褐色脂肪細胞のミトコンドリアは、エネルギーを利用して熱をつくるという働きをする。エネルギーを蓄えることを第一の特徴とする白色脂肪細胞と異なり、褐色脂肪細胞は熱をつくり出すことに特化した細胞なのだ。褐色脂肪細胞は、体温が奪われやすい体の小さい乳幼児や冬眠する小動物などに豊富にあり、人間は成長とともに褐色脂肪細胞を失っていくと思われていた。だが、近年の研究により、大人になっても褐色脂肪細胞は完全にはなくならないことが分かった。

これまでは特に注目されてこなかった褐色脂肪細胞だが、蓄えたエネルギーを効率的に燃焼させることから、肥満やメタボリックシンドロームが増え続ける現代において、その予防や治療に活用できないかと、研究が盛んになっている。また、褐色脂肪細胞は白色脂肪細胞とは全く異なるメッセージ物質を出していることも分かってきた。一体どんなメッセージ物質を発しているのか、そしてどのような応用ができるのか、今後の研究に期待が集まっている。

人は、最も太ったサル

人類の進化を研究する著名な進化学者、アメリカ・ハーバード大学教授のダニエル・E・リーバーマン博士は、人は"最も太ったサル"だという。他の霊長類の仲間と比べると、チンパンジーの体脂肪率は3〜5％ほど。しかし人では、都会で暮らす人で体脂肪率は20〜40％、アフリカ・タンザニア奥地でいまなお狩猟採集の生活を送っているハザ族でも10〜25％に達する。自然からかけ離れた都会人はさておき、ハザ族でさえ5倍ほども脂肪量が多いのは、人が単に怠けているからではない。これは、人類が身につけた"特別な能力"なのだとリーバーマン博士は語る。

その"特別な能力"の意味をひも解く1つ

白色脂肪細胞と褐色脂肪細胞

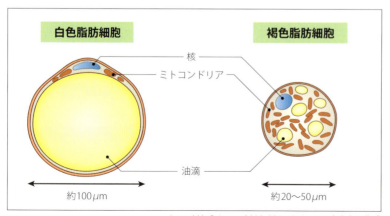

Lazar MA: Science. 2008; 321: 1048-1049 をもとに作成

霊長類における体の大きさと消費エネルギー量

オランウータンやゴリラ、チンパンジーなど、他の霊長類に比べて、人は1日に消費するエネルギー量が多い。

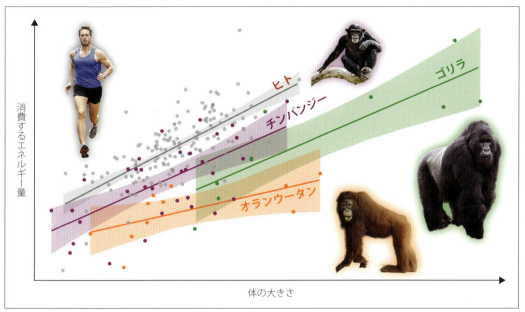

Pontzer H, et al: Nature. 2016; 533: 390-392 をもとに作成／画像：Shutterstock

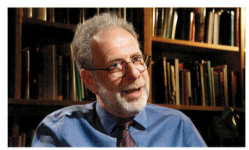

ダニエル・E・リーバーマン博士

のデータがある。さまざまな霊長類の1日に消費するエネルギーを比較したものだ。体の大きさに比例してエネルギーの消費も大きくなるが、その消費量は種によって異なることが分かる。オランウータンやゴリラ、チンパンジーと比べ、人は最もエネルギー消費量が多いのだ。これほどのエネルギー消費を支えるために、人類は脂肪を蓄える能力を身につけたといわれている。

人類は脂肪のおかげで進化した

他の霊長類に比べ、なぜ人は多くのエネルギーを消費するのか――。その理由こそが人類独自の進化にあった。

1つは、私たちの巨大な「脳」。脳は体の中でも筋肉と並んで多くのエネルギーを必要とする臓器である。重さは体の2%ほどしかないが、全身の5分の1ものエネルギーを要する。そしてわずか1分でもエネルギーが途絶えると、致命的な傷害を受けてしまう。とても手のかかる臓器なのだ。

もう1つは、私たちの運動量。他の霊長類に比べ、人は抜群の脚力を持っている。食べ物を求めて十数キロメートルの旅路を歩くのはもちろん、獲物を追いかけて何時間、長いときでは数日にも及ぶ狩りをするのも人ならではの能力。これを実現するためにも膨大なエネルギーが必要なのだ。

そして最後に、人類の子孫を繁栄させる能力。チンパンジーは5～6年に一度しか子を産むことができないが、人は1年に一度、子を産むことができる。大型動物の中では驚異的な繁殖力だ。

どれも人類進化で獲得した能力だが、これらが可能となったのは、脂肪をたくさん蓄えて太ることができたからにほかならない。脂肪を多く身につけることで、人類は生き抜いてきたのだ。

Part 3
筋肉に秘められた意外な力

体を支え、動かすための動力の源である筋肉。この筋肉もまた、最新の研究によって「メッセージ物質」を出していることが解き明かされた。一体、筋肉にはどのような力が秘められているのだろうか――。人体ネットワークの一翼を担う筋肉の働きに光をあてる。

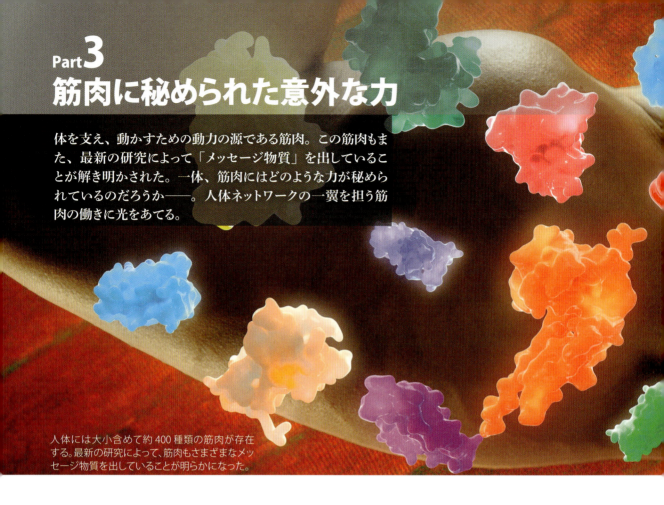

人体には大小含めて約400種類の筋肉が存在する。最新の研究によって、筋肉もさまざまなメッセージ物質を出していることが明らかになった。

8K顕微鏡が捉えた筋肉の細胞

　厚い胸板や盛り上がる力こぶ――。筋肉は力強さの象徴であり、鍛え抜かれたアスリートたちが見せるしなやかで躍動的な動きには美しさが満ちあふれる。

　人間の体には全部でおよそ400種類もの筋肉（骨格筋）があるという。番組に協力してもらった女優の橋本マナミさんの場合、全身MRIのデータに基づいて割り出された筋肉の総重量は、約21キログラム。筋肉だけで体重（56キログラム）の約38％もの重さを占めていることが分かった。

　NHKスペシャル「人体」では、筋肉の実像を捉えるべく、ハイビジョンの16倍も高精細な8Kカメラを取りつけた顕微鏡を使って、マウスの生きた体の筋肉を撮影した。この8K顕微鏡は、自治医科大学分子病態治療研究センター分子病態研究部教授の西村智博士らが取り組む生体イメージング技術の開発プロジェクトの中で特別に開発されたもので、生きたまま体の中を鮮明に映し出し、リアルタイムで観察することができる。8Kカメラを用いることで、従来の16倍もの広い範囲を一度に見渡すことができ、ひ

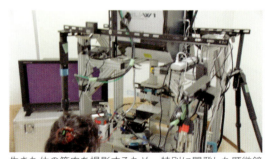

生きた体の筋肉を撮影するため、特別に開発した顕微鏡に、ハイビジョンの16倍高精細な8Kカメラを取りつける。

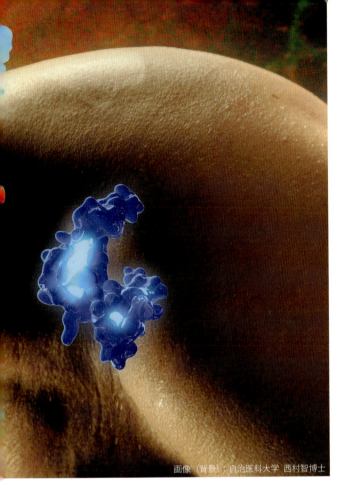

画像（背景）：自治医科大学 西村智博士

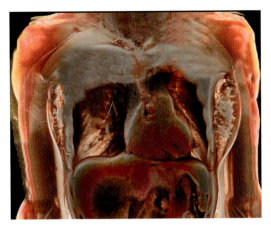

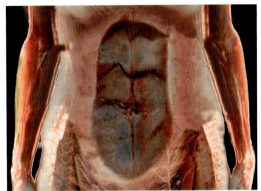

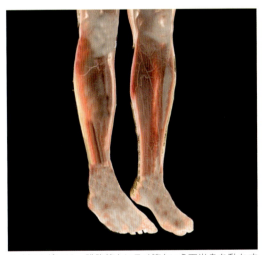

ふくらはぎには、腓腹筋とヒラメ筋という下半身を動かす大切な筋肉がある。肩や胸にも三角筋や大胸筋、小胸筋などの筋肉があり、私たちの体の動きを支えている。

画像：京都大学医学部附属病院／磯田裕義博士／Siemens

データ：橋本マナミ

ときわ大きな筋肉の細胞や隣り合った細胞の形状の違いなどを、一望のもとに捉えることが可能になった。

　8K顕微鏡で得られた映像では、脂肪細胞が丸い玉のように見えている。（P44〜45参照）。その横に見える細長い筋状のものが「筋線維」と呼ばれる筋肉の細胞だ。筋肉の細胞は体の中でも、とても珍しい独自の構造をしている。中をよく見ると、細かい縦縞があることが分かる。これは「サルコメア」と呼ばれる、筋肉にしかない特別な構造だ。1つ1つのサルコメアが収縮することで、筋肉は大きな力を生み出すことができる。また、ほとんどの細胞では、1つの細胞につき1つの核があるが、筋肉の細胞には核がたくさんある。（P48〜49参照）。これは、複数の細胞が融合して1つの筋肉の細胞をつくっているからだ。長いものでは10センチメートル以上に及ぶ。筋肉に負荷のかかるトレーニングをすると、筋肉の細胞に傷がつき、それを修復するたび徐々に太く大きく成長する。

8K顕微鏡による生体イメージングで映し出された筋肉

右の丸い球は脂肪細胞。筋状のものが筋肉。筋肉は、筋線維と呼ばれる細長い細胞が集まったもので、その長さは10cm以上になるものもある。

画像：自治医科大学 西村智博士

筋肉の細胞

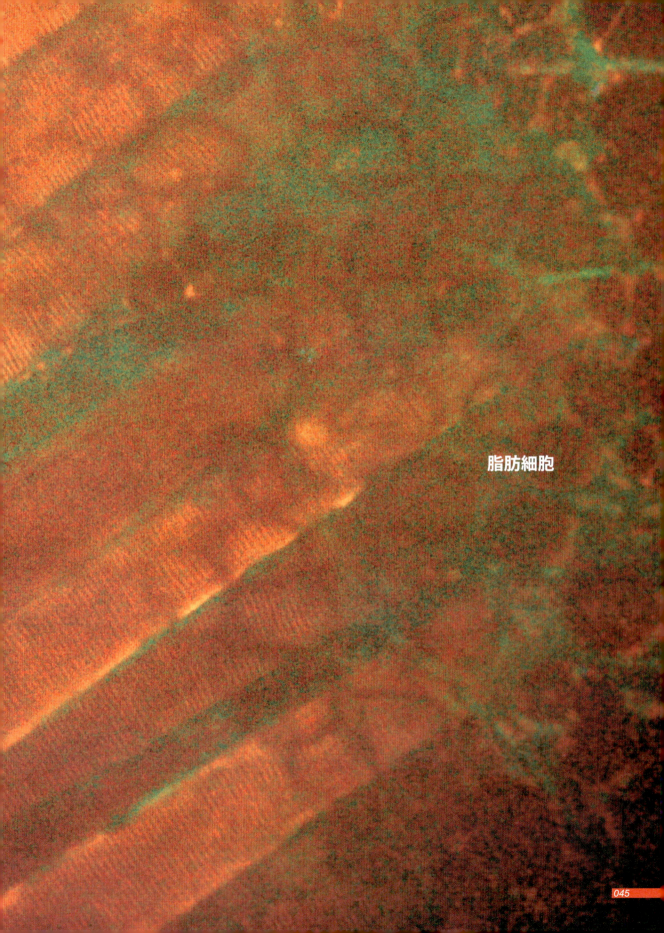

脂肪細胞

8K顕微鏡による生体イメージングで映し出された筋肉と血管
筋肉の細胞の周囲を通っているのが血管。　　画像：自治医科大学　西村智博士

筋肉

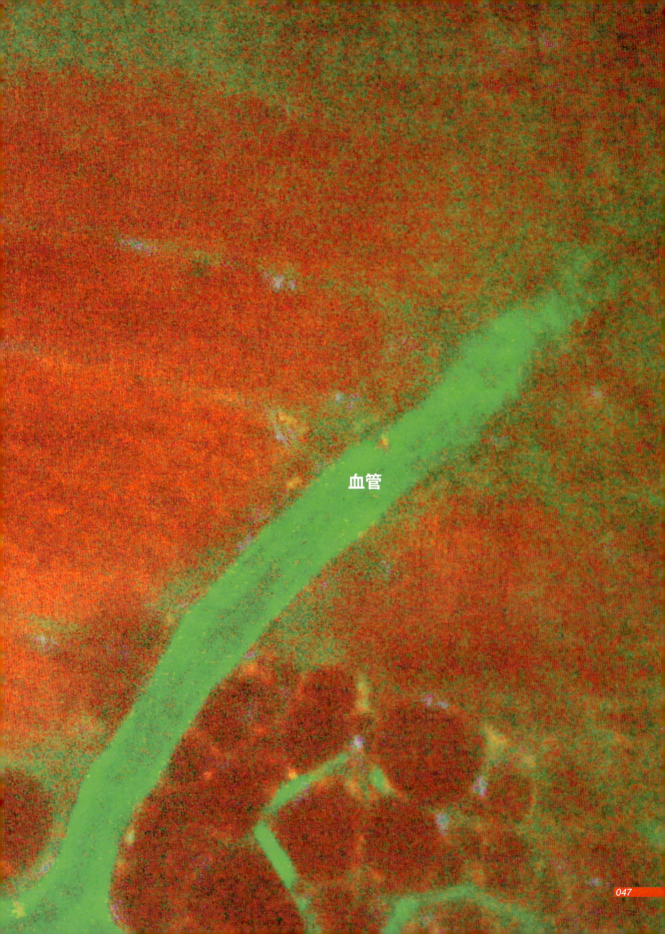

たくさんの核を持つ筋肉細胞

ほとんどの細胞は1つの細胞につき核は1つだが、筋肉の細胞は核をたくさん持っている。これは、複数の細胞が融合して1つの筋肉の細胞をつくっているからだ。青色が核。サルコメアの縞模様も見える。

画像：東北大学 神崎展博士

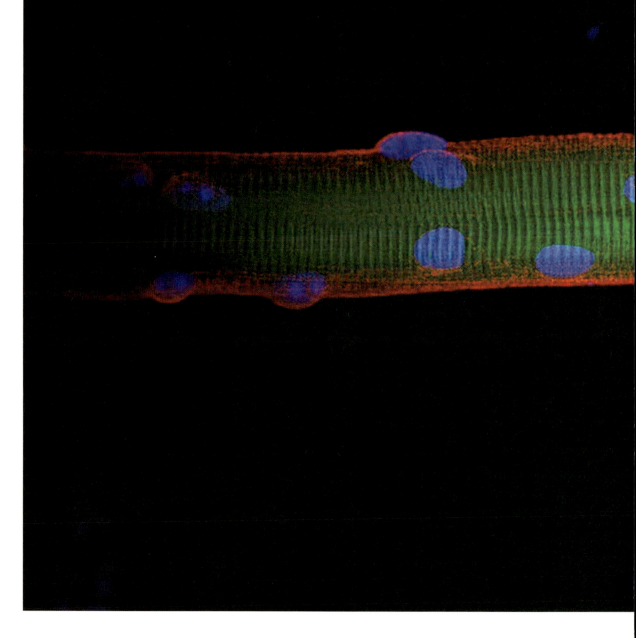

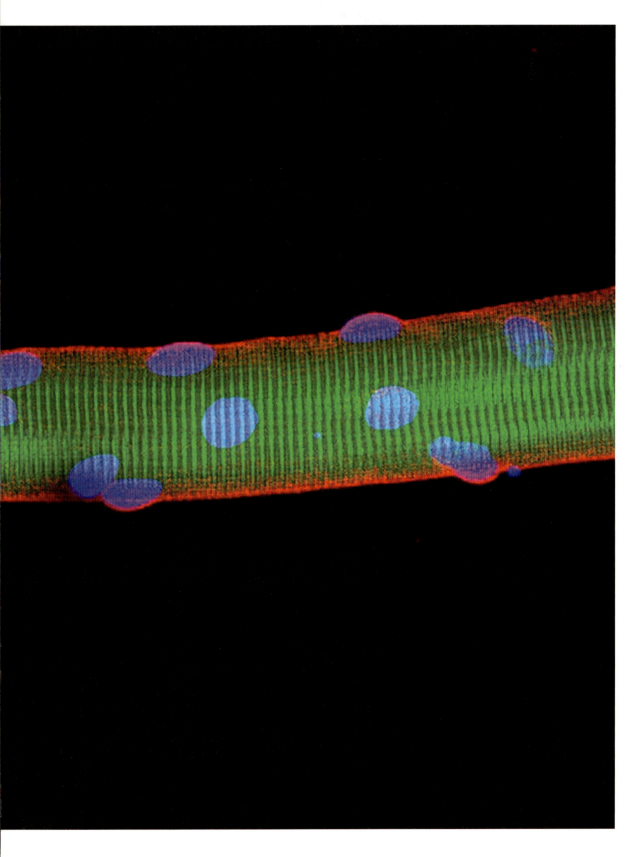

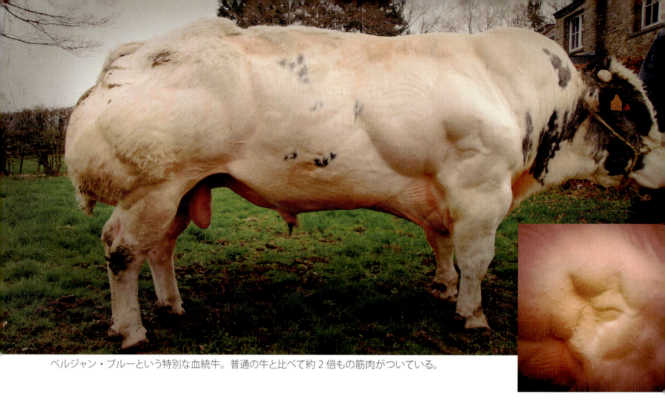

ベルジャン・ブルーという特別な血統牛。普通の牛と比べて約2倍もの筋肉がついている。

筋肉隆々の牛

　筋肉が、体を支え、体を動かすための動力の源であることは、知ってのとおりだ。しかし最近の研究によって、この筋肉もまた、さまざまな「メッセージ物質」を出し、周りの細胞に働きかけていることが分かってきた。

　筋肉の出すメッセージ物質が世界で初めて発見されるきっかけとなったのが、ベルギーのナミュール州という地方で代々育てられている特別な血統牛だ。

　「ベルジャン・ブルー」という品種の食肉牛で、普通の牛と比べて2倍もの筋肉がついている。筋肉隆々のその姿は、見る者を圧倒する。ヨーロッパでは、単に肉量が多いというだけではなく、脂身の少ない赤身の高級牛として有名だ。筋肉の多い牛を代々交配した結果生まれた品種だ。

　しかし、この牛は特別に過酷なトレーニングをしているわけではない。生まれつき筋肉がどんどん発達する特殊な性質を持っている。200年以上前から育てられてきた牛だが、その筋肉の成長の理由は分かっていなかった。

　ところが、筋肉の成長をコントロールする、あるメッセージ物質がカギになることが分かってきた。

筋肉量を調節するミオスタチン

　その物質の名前は「ミオスタチン」。アメリカ・ジョンズホプキンス大学教授のセイジン・リー博士の研究グループが、1997年に筋肉から出るメッセージ物質として初めて発見し、その機能を解明した。

　「私たちの研究グループはミオスタチンを持たないマウスを生み出しました。すると、筋肉の質量が劇的に増加し、通常のマウスの約2倍に達しました。ベルジャン・ブルーと全く同じような姿になったんです。たった1つのメッセージ物質を持たないだけで、これほどの変化をもたらすなんて、その事実を目の当たりにしたときは、本当に驚きました」とリー博士は述懐する。

　その後の研究により、ベルジャン・ブルーというあの牛もミオスタチンを持たないために筋肉隆々の体になっていたことが明らかになった。つまり、ミオスタチンは筋肉の発達を抑える働きを

筋肉のメッセージ物質ミオスタチン (CG)

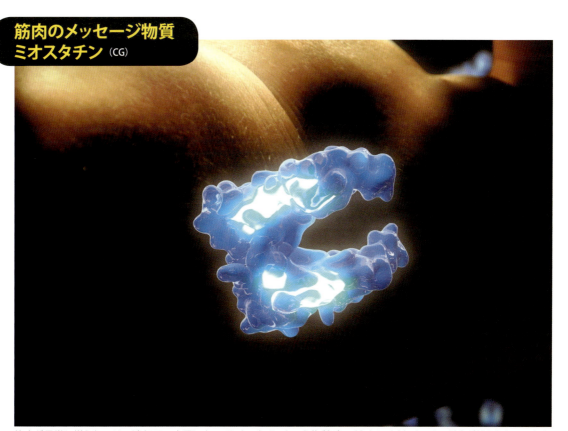

筋肉が異常に増えたのは、遺伝子の変異によってミオスタチンという物質がつくられにくくなり、その働きが抑えられていたからだった。

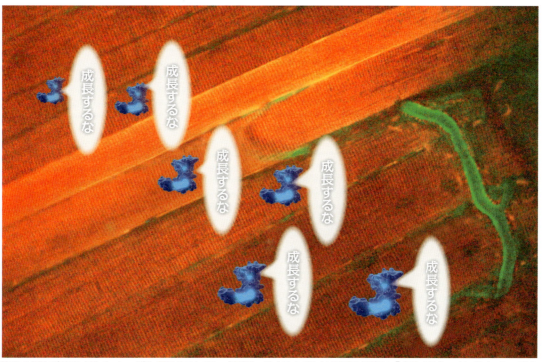

筋肉の細胞が放出するメッセージ物質ミオスタチン（青色）。ミオスタチンは周囲の細胞に「成長するな」というメッセージを伝え、筋肉の過剰な増加を抑えている。背景は筋肉の細胞。

画像（背景）：自治医科大学　西村智博士

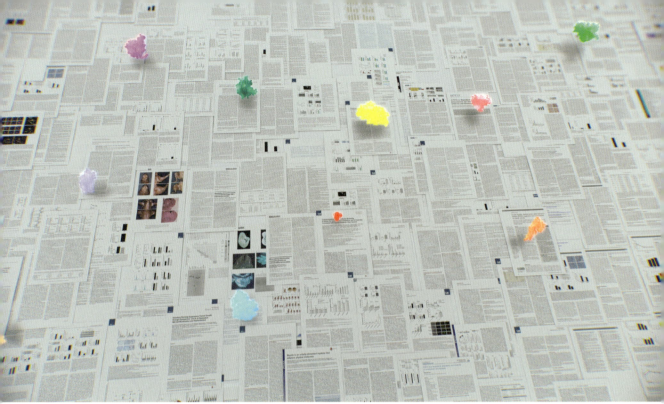

ミオスタチンの発見をきっかけに、筋肉が出すメッセージ物質に関する報告が急増している。研究論文は2016年の1年間だけで100本以上に上る。

持つ物質だったのだ。

　ミオスタチンは、筋肉の細胞から周囲に向けて放出され、周りの細胞に「成長するな」というメッセージを伝えることで、筋肉の過剰な増大を食い止めている。

　しかし、なぜ筋肉が自らの発達を抑えるメッセージ物質を出すのだろうか──。

　もともと、野生動物は厳しい自然環境の中を生き延びるために、たくさん動かなくてはならなかった。獲物を捕まえたり、捕食者から逃げたりするためには太く強い筋肉を身につけ、俊敏に動き回る必要がある。

　ところが、筋肉は体の中でも最もたくさんのエネルギーを消費する臓器でもある。筋肉があり過ぎると体内のエネルギーを使い果たしてしまう。自然界ではエネルギー不足に陥りやすいため、必要以上に筋肉がつくことは命とりになるのだ。そこで、筋肉はミオスタチンを使って、必要以上に筋肉が増え過ぎるのを抑え、エネルギーの消費を最小限にとどめる働きをしていると考えられている。

　リー博士は「筋肉があり過ぎると、排水溝からプールの水が抜けていくように、どんどん体内のエネルギーを浪費してしまいます。だから筋肉はメッセージ物質を使って、エネルギーの浪費を抑えているのです」とミオスタチンの重要性を強調する。

　私たち動物の体は、厳しい自然環境を生き抜

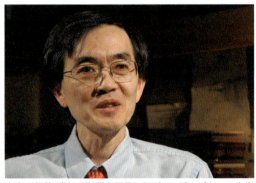

筋肉の細胞が出す物質を発見したジョンズホプキンス大学教授のセイジン・リー博士。その物質の働きを解明し、ミオスタチンと名づけた。

医療の分野では、筋肉をたくさんつけることで代謝を上げ、肥満を防ごうとする試みが行われている。また、スポーツの分野では、アスリートの成績やタイムを少しでも上げるために、ミオスタチンを抑えるトレーニングが行われている。さらに、薬によってミオスタチンを抑え、筋肉をたくさんつけることで、老化を止め、寿命を延ばせるのではないか、という研究も盛んに行われている。

筋肉に秘められた働き

そして、2000年代以降、ミオスタチン以外にも筋肉が出すメッセージ物質が次々に発見されている。これらは総称して「マイオカイン」と呼ばれ、マイオカインの働きを探る研究が近年急速に加速している。報告された研究論文は2016年だけで100本以上にも及ぶ。その内容を見ると、マイオカインに「がんの増殖を抑える働きがある」

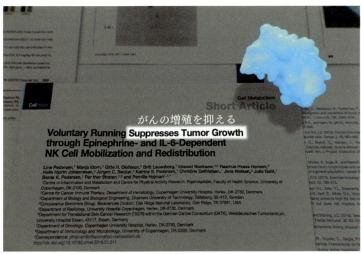

筋肉の細胞が出すメッセージ物質に、「がんの増殖を抑える働きがある」と報告した論文。
Pedersen L, et al: Cell Metab. 2016; 23: 554-562

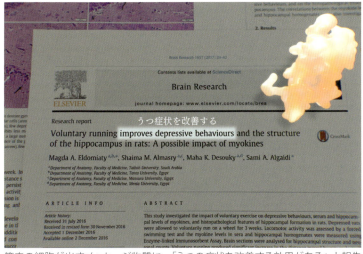

筋肉の細胞が出すメッセージ物質に、「うつの症状を改善する効果がある」と報告した論文。
Eldomiaty MA, et al: Brain Res. 2017; 1657: 29-42

くために、適正な量の筋肉を維持できるようにつくられている。ミオスタチンは体内のエネルギーを維持してくれる、生存に欠かせない重要なメッセージ物質だったのだ。

ところが、私たち人類においては、狩猟採集をしていた時代から、取り巻く環境ががらりと一変した現代、筋肉の働きも大きく変わりつつある。かつて食料難の時代に必要不可欠だったミオスタチンを、最近では反対に、いかにして抑えるかに研究の的が集まっている。私たちの体は、時代の変化に常に翻弄されているのだ。

「うつの症状を改善する効果がある」など、従来の筋肉の概念を覆す新発見が相次いでいる。

なかでも大きく注目されたのが、アメリカ国立老化研究所などの研究チームが2016年に発表した「筋肉の働きによって記憶力が高まる可能性がある」という報告だ。

研究対象としたのは、運動をしたときに筋肉の細胞から出ると考えられる「カテプシンB」というメッセージ物質。4か月間定期的な運動をした成人男女43名でカテプシンBの量を測定し、その変化が記憶力テストの成績とどう関係

するかを調べた。

　すると、4か月間の運動によって血液中のカテプシンBが増えた人ほど、記憶力テストの成績が向上したというのだ。研究チームは、カテプシンBが記憶を司る「海馬」の神経細胞を増やす働きをした可能性があると考えている。

　このように、筋肉が出すマイオカインは、非常にホットな研究分野になっており、さらに研究や検証が進むことが期待されている。

　筋肉は、単に体を支え、動かすための道具ではなかった——。筋肉が出すメッセージ物質の解明によって、思いもよらない驚異的な力を秘めた"臓器"として、筋肉の存在感が高まっている。

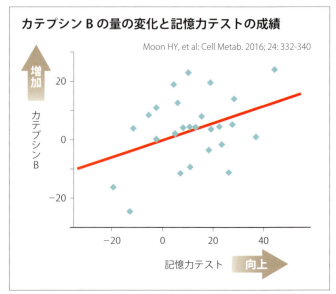

カテプシンBの量の変化と記憶力テストの成績

Moon HY, et al: Cell Metab. 2016; 24: 332-340

運動をしたときに筋肉の細胞から出ると考えられるメッセージ物質カテプシンBの量の変化と、記憶力テストの成績との関係が調べられた。4か月間の定期的な運動によって、血液中のカテプシンBが増えた人ほど、記憶力テストの成績が向上した。

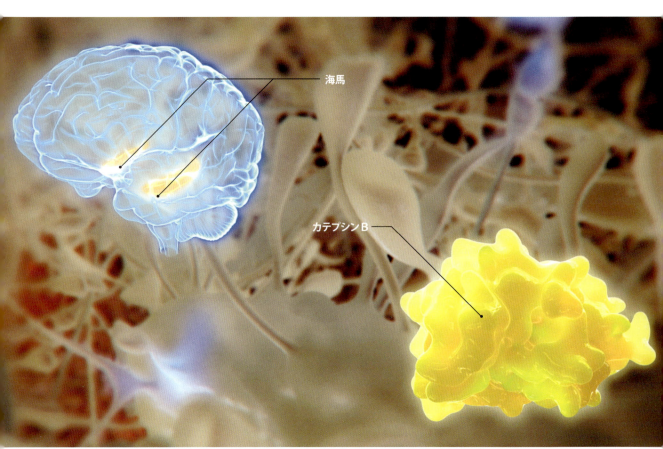

研究チームは、カテプシンBが記憶を司る海馬の神経細胞を増やす働きをした可能性があると考えている。

筋肉の構造、加齢による筋肉の変化

筋肉は、運動時だけでなく、日々の生活を営むために欠かせない動力の源だ。しかし、加齢とともに筋肉の"量"は減少し、それと同時に筋肉の"質"も変化していく。筋肉の構造と加齢に伴う変化について解説する。

筋肉（骨格筋）の構造

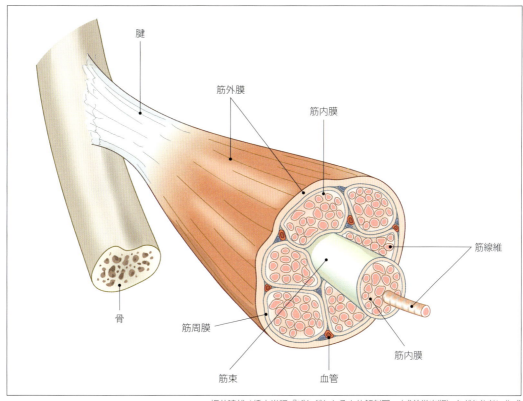

坂井建雄／橋本尚詞『ぜんぶわかる人体解剖図』（成美堂出版）などを参考に作成

筋肉の種類と構造

一口に筋肉といっても、実は体の筋肉には3つの種類がある。

関節をまたぐように骨と骨をつなぎとめ、収縮と弛緩によって、体のさまざまな動きを生み出す筋肉が「骨格筋」。これが腕の力こぶやおなかの腹筋など、一般にイメージする、いわゆる"筋肉"のこと。本書でも、骨格筋のことを指して"筋肉"と呼んでいる。

一方で、胃腸などの消化管の周りや血管を取り囲んで、内臓を動かしたり血圧を調整している筋肉が「平滑筋」。そして、心臓を拍動させる「心筋」という筋肉もある。

このうち、平滑筋や心筋は内臓の一部で自分の意志ではコントロールすることはできないが、骨格筋は思うままに動かすことができ、健康面でも非常に注目されている。

骨格筋は、幅0.1ミリメートルほどの細長い筋状の「筋線維」と呼ばれる筋肉の細胞が束になってできている。筋線維の長さは10センチメートル以上に及ぶものもある。この筋線維は筋内膜で覆われ、寄り集まって筋束となる。筋束は筋周膜に包まれ、さらに集まって1つの筋を形づくる。筋束がばらばらにならないように、筋全体の周囲を筋外膜が取り巻く構造になっている。

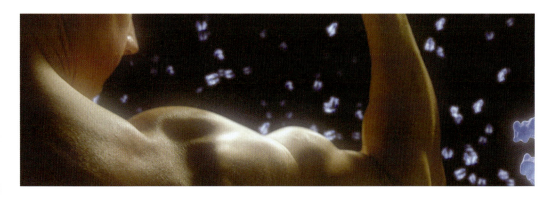

赤い筋肉と白い筋肉

　骨格筋の中にある筋線維には、「遅筋線維」と「速筋線維」という2つのタイプがある。

　遅筋線維は、筋の収縮速度が遅く、発揮できる力は小さいが、疲労しにくく持久力に優れるという特徴がある。赤い色素を持つたんぱく質を多く含み、赤みが強いことから赤筋ともいう。マグロやカツオなどの回遊魚の身が赤いのも、泳ぎ続ける持久力を発揮する遅筋を多く持つからだ。

　速筋線維は、筋の収縮速度が速く、瞬間的に大きな力（瞬発力）を発揮できるが、疲労しやすいため持久力に乏しい。赤い色素を持つたんぱく質が少なく、白みが強いため白筋とも呼ばれる。タイやヒラメなどの海底魚の身が白いのは、普段は岩の陰に身を潜め、逃げるときに瞬発力を発揮する速筋を多く持つためだ。遅筋線維と速筋線維という性質の異なる2つの筋線維を持つことによって、状況に合わせたさまざまな動きが可能になる。

　一般的な日本人の場合、筋線維の構成割合は、速筋線維が約55％を占めるといわれているが、実際は鍛え方によっても大きく異なる。例えば、スポーツ選手の場合、長距離走のトップランナーの筋肉は遅筋線維の割合が多く、短距離走のトップランナーの筋肉は速筋線維を多く含む。

遅筋線維（赤筋）と速筋線維（白筋）

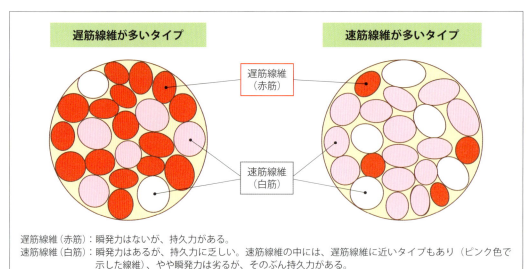

遅筋線維（赤筋）：瞬発力はないが、持久力がある。
速筋線維（白筋）：瞬発力はあるが、持久力に乏しい。速筋線維の中には、遅筋線維に近いタイプもあり（ピンク色で示した線維）、やや瞬発力は劣るが、そのぶん持久力がある。

深代千之（監修）『骨・関節・筋肉の構造と動作のしくみ』（ナツメ社）、中村和志『よくわかる筋肉・関節の動きとしくみ』（秀和システム）などを参考に作成

加齢に伴う筋肉の変化

筋肉の"量"は、加齢とともに減少する。日本人の男女 4,003 人の筋肉量を測定した調査によると、全身の筋肉量は高齢になるほど減少し、体の場所で比べると、上肢や体幹よりも下肢の減少率が最も大きいことが分かった。つまり、太ももやふくらはぎの筋肉が、最も衰えやすいということだ。

一方、加齢に伴って筋肉の"質"も変化する。若い世代の筋肉は、遅筋線維と速筋線維のバランスがよい。しかし、年を重ねると、徐々に速筋線維が遅筋線維に変化して、速筋線維が減っていくと考えられている。高齢者が転倒しやすくなるのは、筋肉量が減ってふんばりが利かず、しかも速筋線維が減って素早い動きができないことも大きな要因となっているのだ。

速筋線維の減少を防ぎつつ、動ける体を維持するには、下肢に重点を置いて筋力をつけることがポイントになる。筋力トレーニングは毎日行うよりも、週 2 〜 3 回にとどめておくほうが効果的といわれている。トレーニングによって負荷が加えられた筋肉は、筋線維に断裂が生じ、回復する過程で太く成長するが、その回復に 24 〜 72 時間かかるからだ。スクワットなど簡単なトレーニングでも、続けることにより筋力低下の予防が期待できる。

加齢に伴う筋肉の"量"の変化

筋肉がついている場所で比べると、最も筋肉量が低下するのは下肢の筋肉であることが分かった。

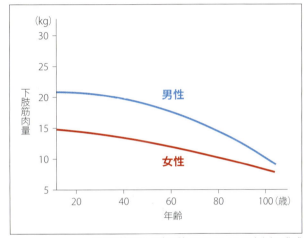

谷本芳美ほか：日老医誌. 2010; 47: 52-57 をもとに作成

加齢に伴う筋肉の"質"の変化

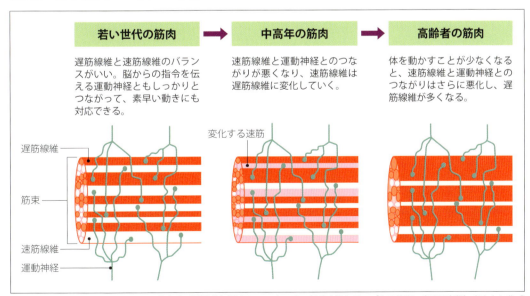

石井直方（総監修）『別冊 NHK きょうの健康 "筋力アップ" で健康』（NHK 出版）をもとに作成

Part 4
メッセージ物質の異常が招くメタボリックシンドロームの本当の恐ろしさ

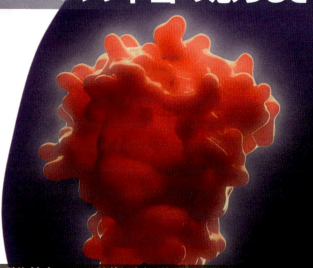

自然界とは異なる生活環境へと変化した現代社会では、栄養の摂り過ぎや運動不足から肥満になる人が増えている。肥満によって生じるメタボリックシンドロームは、命に関わる病気を次々引き起こす可能性がある危険な状態だ。最新研究から、そんなメタボリックシンドロームの「本当の恐ろしさ」が浮かび上がってきた。

レプチンがあっても肥満になる?

　脂肪は、肥満の元凶として"やっかいもの"扱いされることも多いが、エネルギーの貯蔵庫としての重要な役割がある。しかも近年、脂肪はレプチンというメッセージ物質を通じて食欲をコントロールし、体重を調整する働きを担っていることも分かってきた。

　私たちが食事をすると、脂肪細胞は中性脂肪を蓄えて大きくなりレプチンを放出する。そして、レプチンが「エネルギーは十分たまっているよ!」というメッセージを脳に伝えることで、食欲は収まっていく。このように、食欲を調節する仕組みがあるにもかかわらず、なぜ私たちは太ってしまうのか。

　実は、肥満の人の体内では、ある異変が起きていた。体脂肪の量と血液中のレプチンの量の関係を調べると、体脂肪量が増えるにつれて、血液中のレプチンの量も増えることが確認されている。(P60 参照)。

　つまり、肥満の人の脂肪細胞からはレプチンがたくさん放出されているのである。レプチンのメッセージを脳が受け取れば、食欲が抑えられ、食べ過ぎることはないはずだ。

　ところが、最近の研究から、肥満の人では、「エネルギーは十分たまっているよ!」というレプチンのメッセージが脳に届きづらくなっていることが分かってきた。

　脂肪細胞から放出されたレプチンは血液の流れに乗って、メッセージを受け取る脳に向かう。行き先は食欲を司る「視床下部」。たどり着くと血管の外に出て、視床下部の神経細胞にメッセージを伝えるのだが、肥満の人では血液中に大量に漂っている"アブラ"が邪魔をして、レ

現代人を悩ます肥満は深刻な病気を引き起こしている。その背景には脂肪細胞が出すメッセージ物質の異変が潜んでいた。

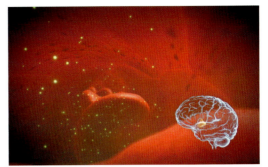

肥満している人の脳の血管の中には、大量の"アブラ"があふれて漂っている（CG）。

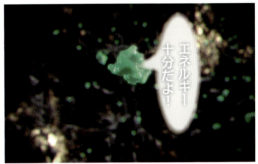

脳に入り込んで、視床下部の神経細胞にたどり着こうとするレプチン（CG）。

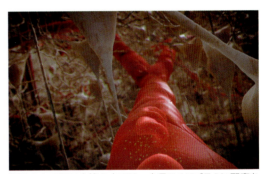

肥満の人の脳の血管の中では、大量の"アブラ"に邪魔をされて、レプチンが血管の外に出て行きづらい状態になっていると考えられる（CG）。

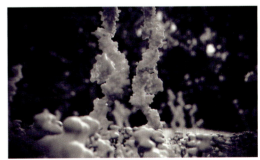

肥満の人の脳では、レプチンを受け取るレプチン受容体という特別な装置の働きが鈍くなり、大切なメッセージに反応できなくなっていることも指摘されている（CG）。

プチンが血管の外に出て行きづらい状態になっている。そのため、どんなにたくさんレプチンが放出されても、脳に入って行きにくくなっていると考えられる。

さらに、レプチンがなんとか脳に入り込み、視床下部の神経細胞までたどり着いたとしても、レプチンを受け取る「レプチン受容体」という特別な装置の働きが鈍くなり、反応できなくなっている可能性も指摘されている。

つまり、エネルギーは足りているのに食欲が抑えられず、食べ過ぎて肥満を引き起こしてしまうのは、レプチンが脳に作用しなくなっているためだったのだ。

このような状態を医学界では「レプチン抵抗性」と呼び、その根本原因を探るための研究が盛んに行われている。

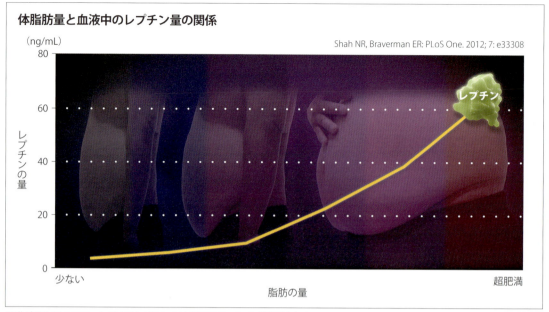

肥満が進むにつれて、血液中のレプチンの量が増えていくことが確認された。

肥満が招く「命のリスク」

いま、世界の肥満人口が増加しており、WHO（世界保健機関）によると、ついに6億人にまで達した。

こうした肥満の人たちを待ち受けるのが「メタボリックシンドローム」である。メタボリックシンドロームは、太り過ぎが原因で、心筋梗塞や脳梗塞、糖尿病、腎臓病といった命に関わる病気のリスクが高くなった状態のことだ。

アメリカ・ミズーリ州に住むブレンダ・オテイさんは、20年ほど前から肥満が進み、メタボリックシンドロームと診断されている。ブレンダさんは過去に心筋梗塞の発作を起こし、生死の境をさまよったという。ブレンダさんは、そのときの

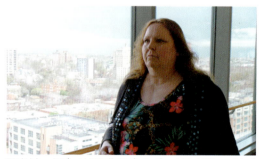

アメリカ・ミズーリ州に住むブレンダ・オテイさん。メタボリックシンドロームと診断され、これまでに3回も心筋梗塞の発作を起こし、生死の境をさまよった。

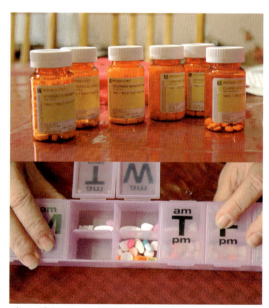

ブレンダさんは、心筋梗塞だけでなく、脳梗塞、糖尿病、腎臓病、高血圧と、5つもの病気を引き起こす恐れがあると宣告されており、これらを予防するために、毎日15種類もの薬をのみ続けている。

体験をこう語る。

「最初の心臓発作は2001年、35歳のときのことでした。午前2時頃、突然息ができなくなって、隣で寝ていた主人を起こしました。病院の緊急治療室に運ばれたのですが、すぐに心臓の開胸手術をしなくてはならないといわれて。何が起きているか分からず、とても恐ろしかったわ」

一命を取り留めたものの、その後も2回、心筋梗塞を再発した。現在、ブレンダさんは心筋梗塞だけでなく、脳梗塞、糖尿病、腎臓病、高血圧など、5つもの病気を引き起こす恐れがあると指摘され、毎日15種類の薬をのみ続けている。ブレンダさんはいくつもの薬をテーブルに並べながら、こう続ける。

「こんなにたくさんの薬と付き合うようになるとは思いもしませんでした。心筋梗塞で味わったあんな苦しい思いは、もう二度としたくありません」

ブレンダさんのように、メタボリックシンドロームに陥ると、命に関わる病気を次々に引き起こすリスクが高まってしまうのだ。

"免疫の暴走"が始まる

それにしても、なぜメタボリックシンドロームになると、次々と命に関わる病気を引き起こしてしまうのか——。メタボリックシンドローム研究の世界的な権威であるハーバード大学教授のゴーカン・ホタミシュリジル博士の研究グループが、ある事実を突き止めた。肥満の人の体内では、メッセージ物質によるやりとりに異変が起きているというのだ。

「肥満の人とそうでない人を詳しく調べたところ、肥満の人の脂肪細胞からは、あるメッセージ物質が異常に放出されていることが分かったのです」とホタミシュリジル博士は説明する。

一体、メタボリックシンドロームの人の体内で何が起きているのか。ホタミシュリジル博士が有力だと考える仮説に基づき再現したミクロの世界をのぞいてみよう。(P68参照)。

メタボリックシンドロームの人の内臓脂肪の中

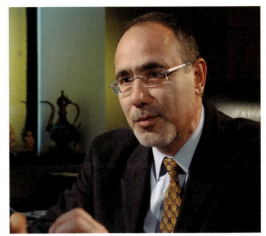

ハーバード大学教授のゴーカン・ホタミシュリジル博士。メタボリックシンドローム研究の世界的な権威で、脂肪細胞からTNFαが放出されていることを発見した。

をのぞいてみると、辺り一面に煙のようなものが漂っている。これは大量に摂り過ぎて脂肪細胞が吸収しきれなくなった糖や脂質の粒だ。膨らみきった脂肪細胞の表面では、脂質の分子が次々と受容体にぶつかっている。すると、脂肪細胞があるメッセージ物質を放出し始める。

その物質は「TNFα」。TNFαは、体内に侵入してきた細菌やウイルスなどを感知して、「敵がいるぞ!」という警告を周囲に伝えるメッセージ物質。脂質の粒が何度もぶつかっていたのは、本来細菌を感知するはずの受容体だったのだ。脂肪細胞は、敵などいないのに、脂質分子を敵だと勘違いしてTNFαを放出していた。

脂肪細胞から放出されたTNFαは血管の中に入り、血液の流れに乗って全身を駆け巡る。そして、免疫細胞と出会う。免疫細胞とは、体を細菌やウイルスなどの外敵から守る、いわば"防衛隊"のようなもの。免疫細胞は敵を見つけると、近づいて細胞内に取り込み、内部にためている有害物質で分解する。TNFαの警告メッセージを受け取った免疫細胞は、活性化して「戦闘モード」に変化し、敵の来襲に備えるために分裂して、仲間をどんどん増やしていく。さらに、免疫細胞自身もまたTNFαを放出し、「敵がいるぞ!」という誤った警告メッセージを全身に拡散

内視鏡映像による内臓脂肪

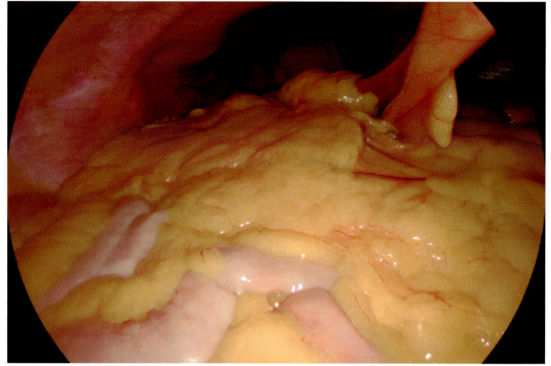

画像：がん研有明病院　比企直樹医師

させていく。

　本来であれば、免疫細胞は細菌などを攻撃して体を守ってくれる味方のはず。ところが、栄養が過剰な状態が続くと、"免疫の暴走"が引き起こされる。これこそが、メタボリックシンドロームの本当の恐ろしさだ。このような免疫細胞の暴走した状態は、研究者の間では"慢性炎症"と呼ばれ、重要な研究課題になっている。

動脈硬化は血管の炎症が原因!?

　肥満の人の体内で、誤って活性化された免疫細胞は、とんでもない事態を引き起こす。

　免疫細胞は、血管を巡りながら、敵を懸命に探して動き回る。しかし、敵はどこにも見つからない。そして、ついには血管の壁の内部に入り込んで、敵を探しに行く。そこで見つけるのは、たくさんたまったコレステロール。

　本来、コレステロールは、糖や脂質、たんぱく質を材料につくられる物質で、全身の細胞膜の成分になるほか、ホルモン（男性ホルモン、女性ホルモン、ステロイドホルモンなど）やビタミンDの原料となるなど、生命の維持になくてはならないものだ。

　しかし、血液中のコレステロールが増え過ぎると、血管壁の内部にたまっていく。

　血管壁に入り込んだ免疫細胞は、内部にあふれるコレステロールを、これこそ排除すべき異物だと認識して、次々と食べ始める。そして、コレステロールがあまりにも大量になると、食べ過ぎてパンパンに膨れあがり、ついには破裂してしまう。その結果、免疫細胞の中に含まれていた、外敵を攻撃するための有害物質が辺り一面に飛び散り、血管の壁を傷つけてしまうのだ。

　さらに、暴走した免疫細胞は体中のさまざまな場所を痛めつけ、心筋梗塞や脳梗塞、糖尿病など、命に関わる恐ろしい病気を引き起こす

肥満のタイプ

　体内で脂肪がつく場所は、皮膚の下（皮下）と内臓に大別され、肥満のタイプも「皮下脂肪型」と「内臓脂肪型」がある。内臓脂肪はつきやすく落ちやすい性質があり、日々の運動をするための短期間のエネルギーを貯蔵する。一方、皮下脂肪はつきにくく落ちにくい性質があり、出産や授乳などのための長期的なエネルギー貯蔵をする。

　皮下脂肪型肥満は、太ももやお尻など下半身が太くなるため「洋ナシ型肥満」とも呼ばれ、女性に多く見られる。一方、内臓脂肪型肥満は、ウエスト周りが太くなるため「リンゴ型肥満」とも呼ばれ、男性に多いタイプだ。男性の場合、女性よりも皮下に脂肪をためる容量が少なく、内臓脂肪がつきやすい。この内臓脂肪の蓄積はメタボリックシンドロームを引き起こし、糖尿病、脂質異常症、高血圧などの生活習慣病の発症や、動脈硬化性疾患に深く関係していることが分かっている。

皮下脂肪型肥満
皮膚の下にある皮下組織に脂肪が蓄積するタイプの肥満

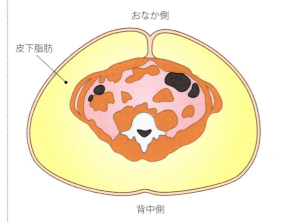

内臓脂肪型肥満
内臓の周囲に脂肪が蓄積するタイプの肥満

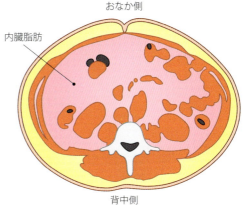

ことになる。

　血管壁にコレステロールが沈着することが心筋梗塞の直接的な原因と考えられていたが、最新の研究結果から、実は、免疫システムの異常がもたらす「炎症性の疾患」であるとの認識が次第に広がってきている。つまり、免疫の暴走によって引き起こされる血管の慢性的な炎症が、さまざまな病気に関わっていると考えられるようになってきた。

　そこで、近年、免疫の暴走を抑えれば、心筋梗塞が予防できるのではないか、という仮説が注目されている。この仮説を検証するため、現在、免疫を抑える薬を使った複数の臨床試験が進行している。過去に心血管疾患を発症した経験のある40か国以上もの患者を対象に、免疫抑制剤を使うことで、心筋梗塞や脳卒中、心血管死を予防できるかどうかを検証する。ブレンダさんも、患者としてこの臨床試験に参加している。

　ブレンダさんの治療にあたってきたワシントン大学のデイビッド・シュワルツ医師はこう話す。

　「免疫は心筋梗塞や動脈硬化に深く関わっていることが分かってきました。これからの時代、免疫をターゲットにした薬の開発は、医学の大きな潮流になるでしょう」

　こうした研究が進むことで、メタボリックシンドロームをきっかけとしたさまざまな病気を根本から防ぐことも可能になるかもしれない。

脂肪細胞が"アブラ"をため込んでいく様子（顕微鏡）

食べ過ぎて余った糖や脂質を蓄え、次第に大きくなっていく脂肪細胞。　画像：日本大学　加野浩一郎博士

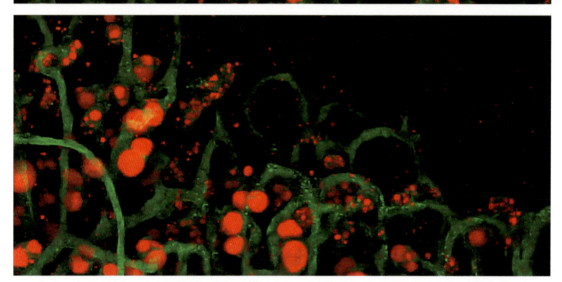

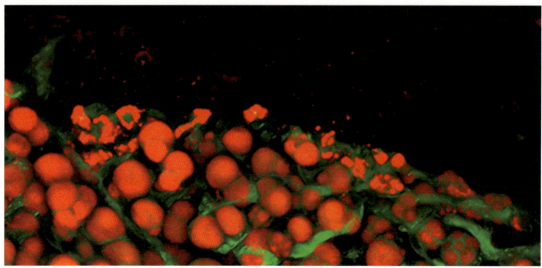

膨れ上がった脂肪細胞（顕微鏡）

左の画像をおよそ2.8倍にクローズアップしたもの。　画像：日本大学　加野浩一郎博士

MRIで映し出された内臓脂肪

黄色い部分が内臓脂肪。この内臓脂肪の蓄積が進むとメタボリックシンドロームとなり、心筋梗塞や脳梗塞などの命に関わる病気を招くと考えられている。

画像:京都大学医学部附属病院/磯田裕義博士/Siemens
データ:橋本マナミ

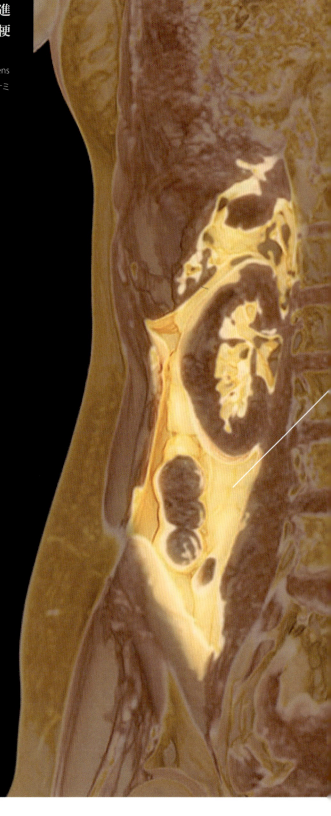

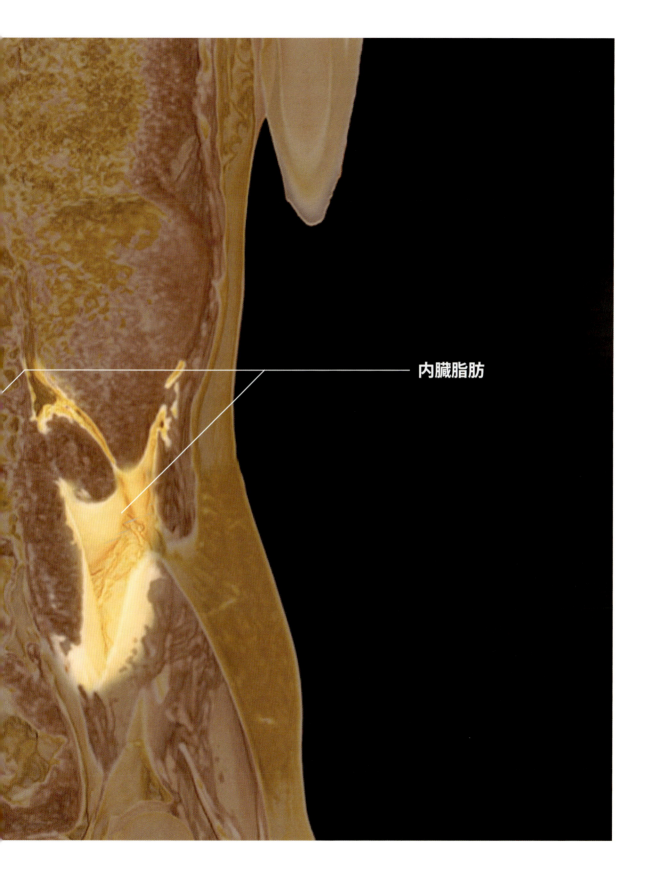
内臓脂肪

メタボリックシンドロームの人の中で起きている免疫の暴走1 (CG)
（ホタミシュリジル博士の仮説に基づく）

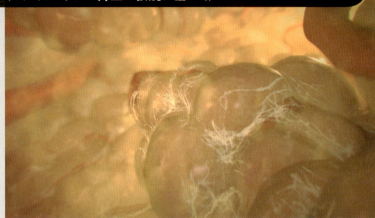

1. メタボリックシンドロームの人の内臓脂肪の中。辺り一面に煙のようなものが漂っている。煙の正体は、大量に摂り過ぎて脂肪細胞が吸収しきれなくなった糖や脂質だ。

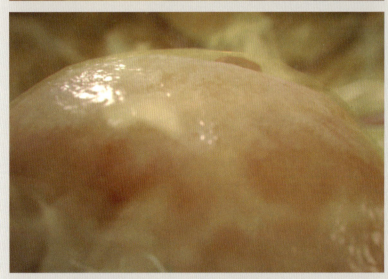

2. 脂肪細胞は、糖や脂質を摂り過ぎて、パンパンに膨らんでいる。

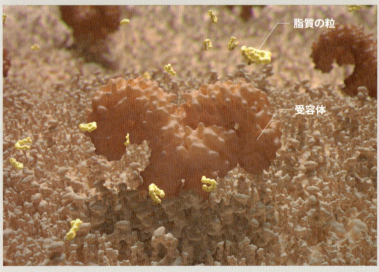

脂質の粒

受容体

3. 膨らみきった脂肪細胞の表面では、脂質の粒が次々と受容体にぶつかっている。

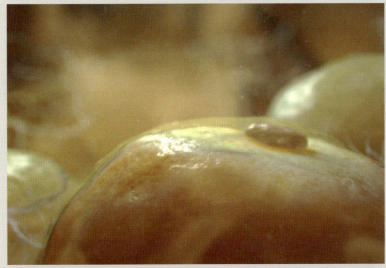

4.
脂肪細胞は脂質の粒に覆われている。

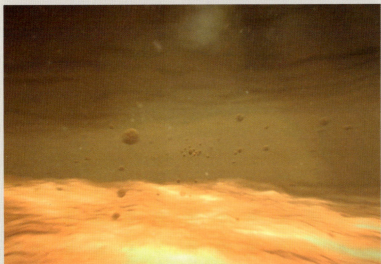

5.
脂肪細胞の中に入ってのぞいてみると──。

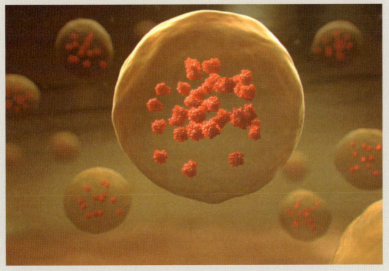

6.
脂肪細胞は脂質の粒を敵だと勘違いし、カプセルのようなものを出し始める。そのカプセルの中には、あるメッセージ物質が潜んでいる。

メタボリックシンドロームの人の中で起きている免疫の暴走 2 (CG)

TNFα

7. カプセルの中に潜んでいたのは、TNFαという物質。TNFαは「敵がいるぞ！」という警告を周囲に伝えるメッセージ物質だ。脂質の粒を敵だと勘違いした脂肪細胞は、実際には敵などいないのに、「敵がいるぞ！」という誤ったメッセージを送ってしまう。

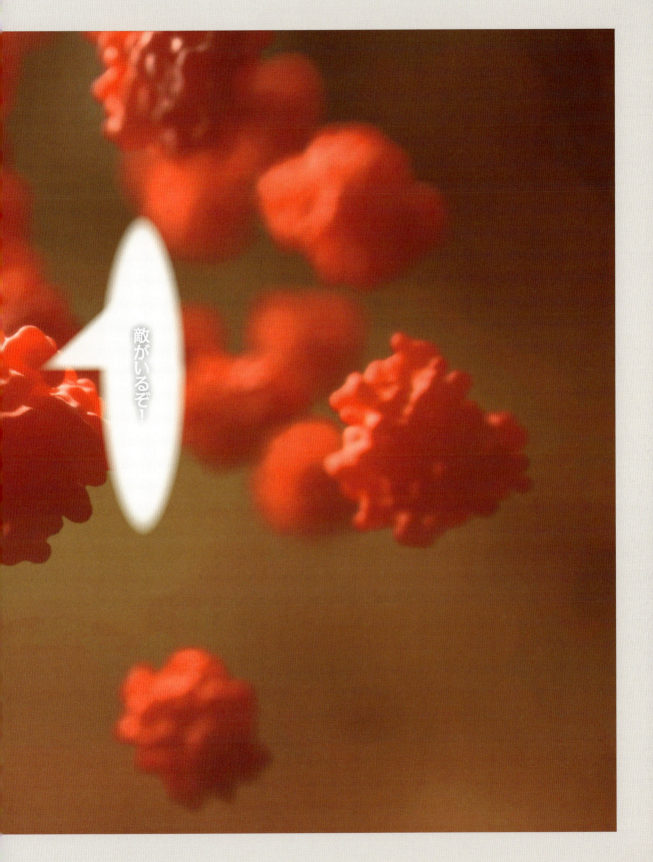

メタボリックシンドロームの人の中で起きている免疫の暴走3 (CG)

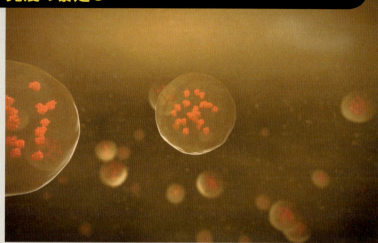

8.
メッセージ物質TNFαが入ったカプセルのようなものは細胞の表面に向かってやがて動き出す。

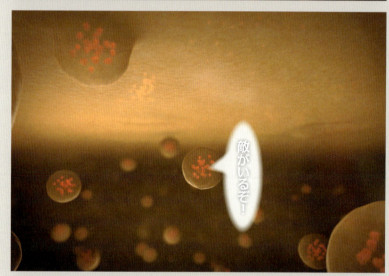

9.
脂肪細胞の中から出ようとするカプセル。

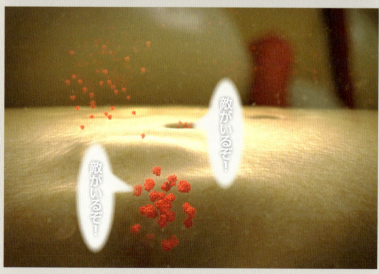

10.
脂肪細胞の外に出ると同時に、カプセルの中から解き放たれたTNFα。

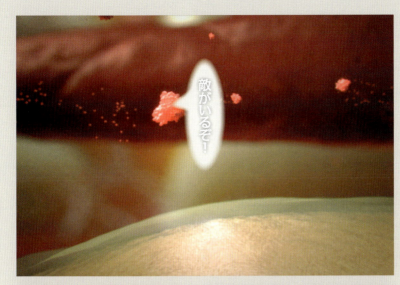

11.
脂肪細胞の外に出たTNFαは血管を目指す。

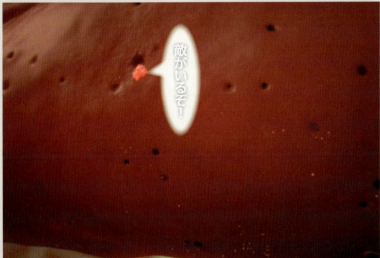

12.
血管の中に入ろうとするTNFα。

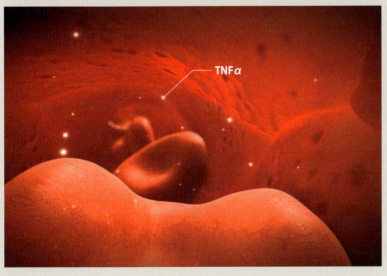

13.
TNFαは血液の流れに乗り、全身に広がっていく。

メタボリックシンドロームの人の中で起きている免疫の暴走4 (CG)

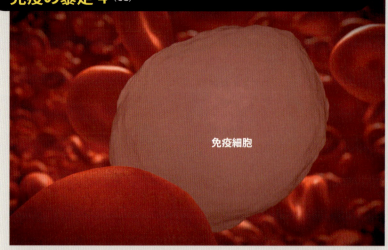

14.
血管の中で、TNFαは体の防衛隊である免疫細胞に出会う。

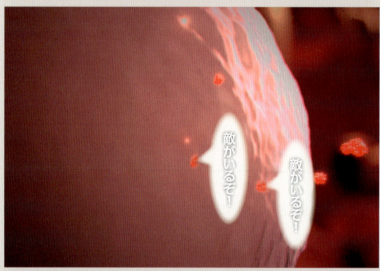

15.
免疫細胞は、TNFαの「敵がいるぞ!」というメッセージを受け取る。

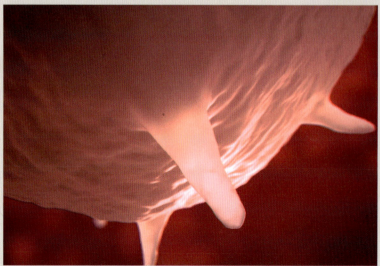

16.
免疫細胞はTNFαの警告メッセージを受け取って活性化し、形を変えて戦闘モードに入る。

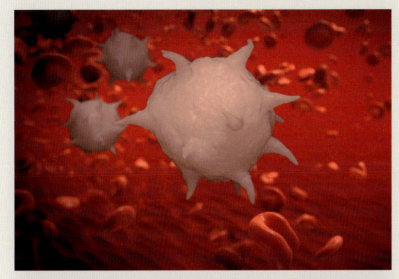

17.
戦闘モードに変身した免疫細胞。

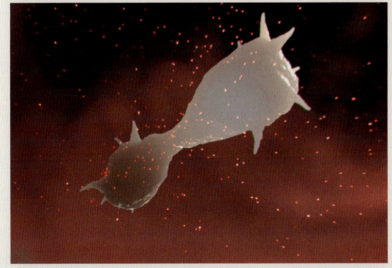

18.
免疫細胞は次々と分裂しながら、増殖していく。

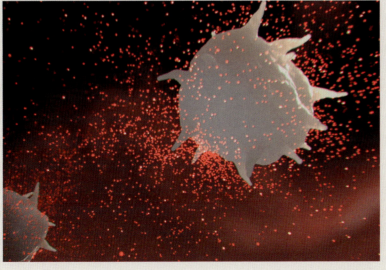

19.
免疫細胞は、自らも「敵がいるぞ！」という誤った警告メッセージを拡散していく。

メタボリックシンドロームの人の中で起きている免疫の暴走 5 (CG)

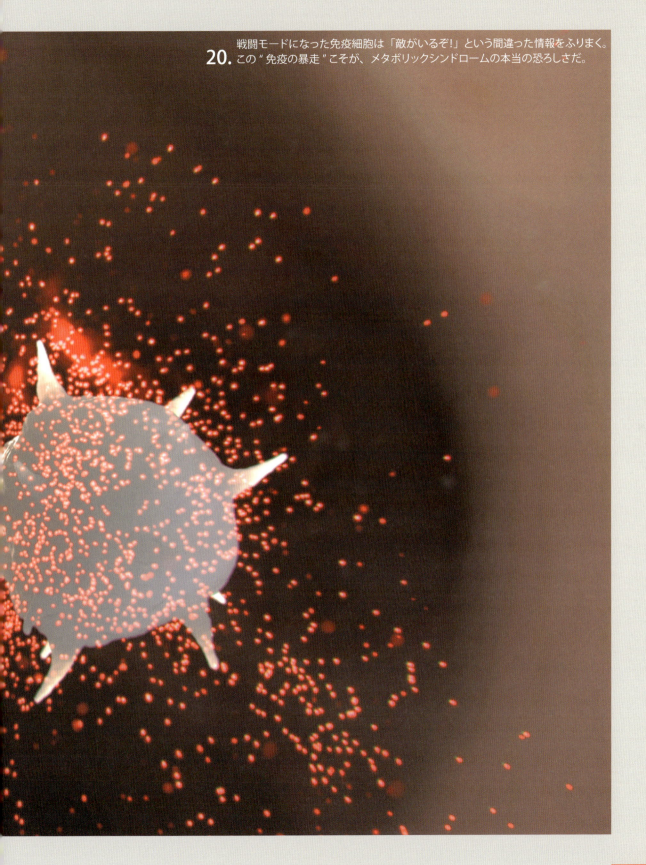

20. 戦闘モードになった免疫細胞は「敵がいるぞ！」という間違った情報をふりまく。この"免疫の暴走"こそが、メタボリックシンドロームの本当の恐ろしさだ。

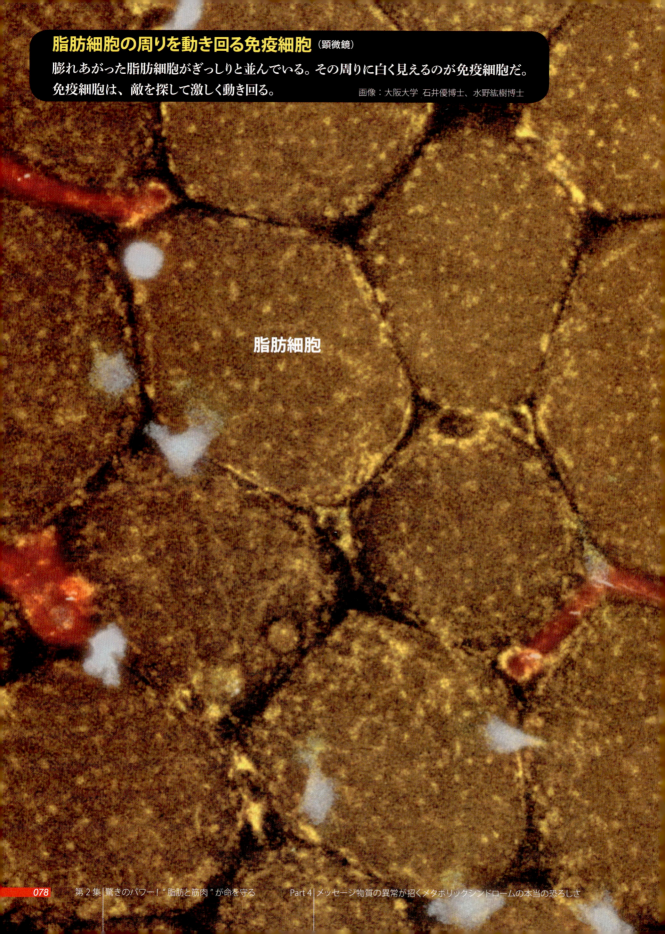

脂肪細胞の周りを動き回る免疫細胞（顕微鏡）

膨れあがった脂肪細胞がぎっしりと並んでいる。その周りに白く見えるのが免疫細胞だ。免疫細胞は、敵を探して激しく動き回る。

画像：大阪大学 石井優博士、水野紘樹博士

脂肪細胞

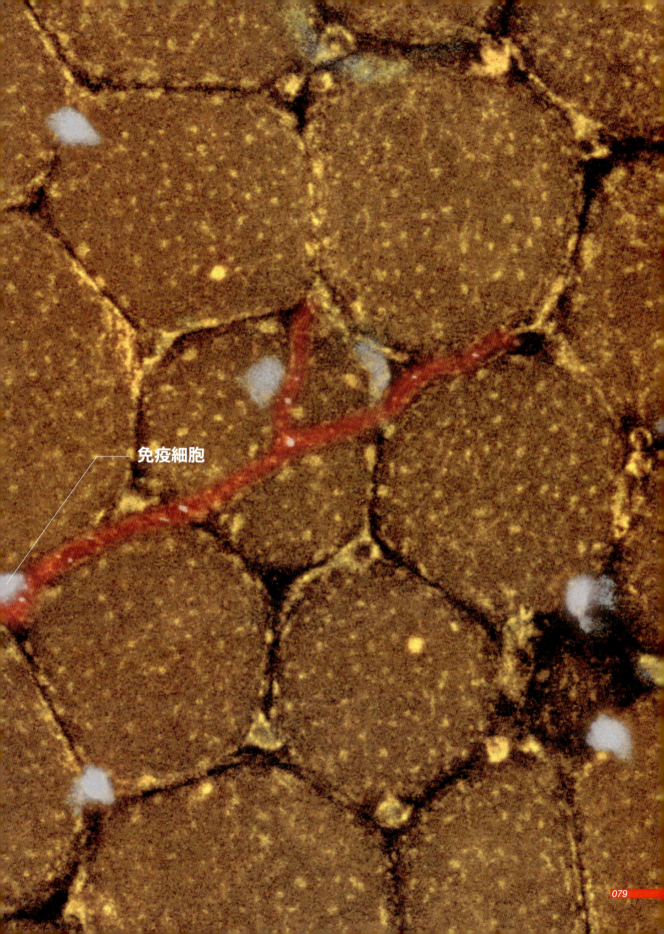

メタボリックシンドロームの人の中で起きている免疫の暴走 6 (CG)

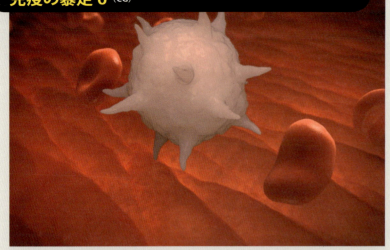

21.
血管を巡りながら、敵を懸命に探す戦闘モードの免疫細胞。

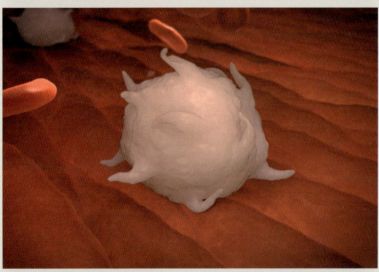

22.
異変を感知した免疫細胞。

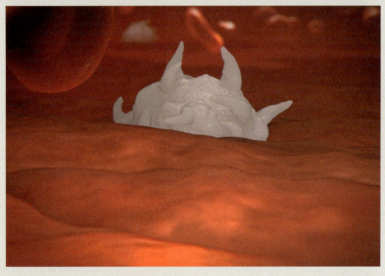

23.
血管の壁の中に潜り込んでいく免疫細胞。

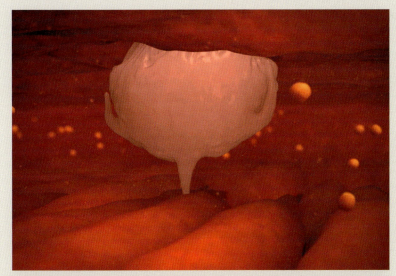

24.
血管の壁の中。

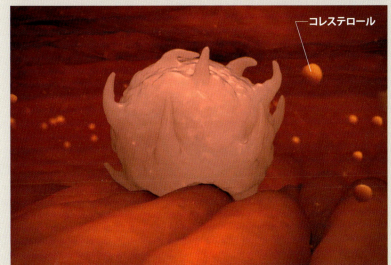

コレステロール

25.
血管の壁の中には黄色い粒のようなものが見える。コレステロールだ。

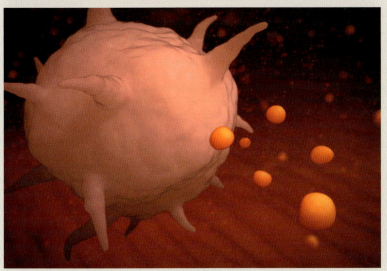

26.
免疫細胞は、血管の壁の中にたまったコレステロールを異物と認識する。

メタボリックシンドロームの人の中で起きている免疫の暴走7 (CG)

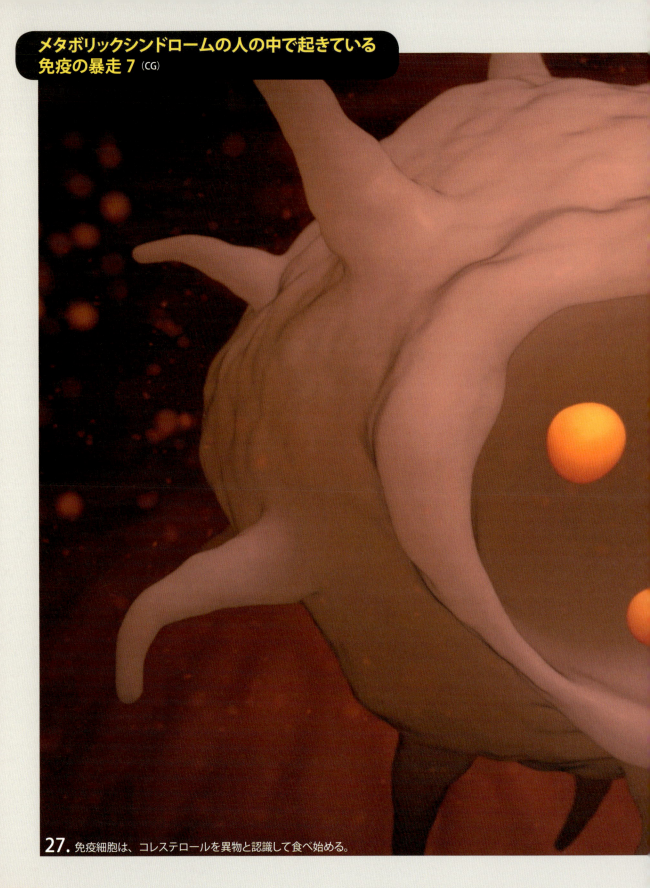

27. 免疫細胞は、コレステロールを異物と認識して食べ始める。

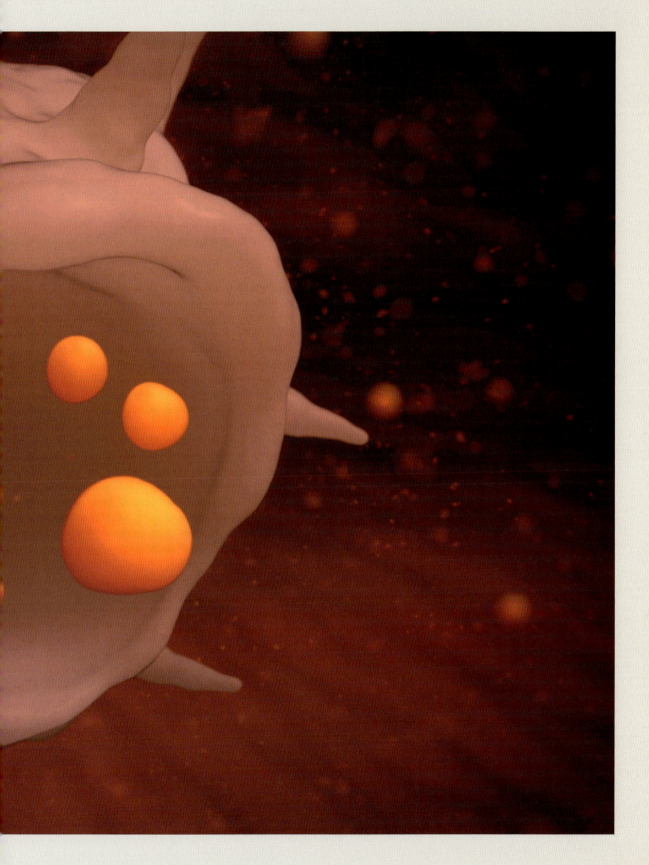

メタボリックシンドロームの人の中で起きている免疫の暴走 8 (CG)

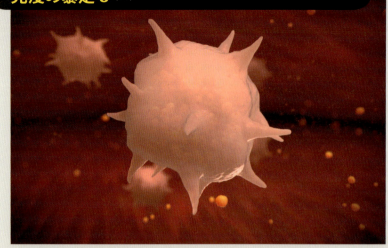

28.
コレステロールを食べて、次第に膨らんでいく免疫細胞。

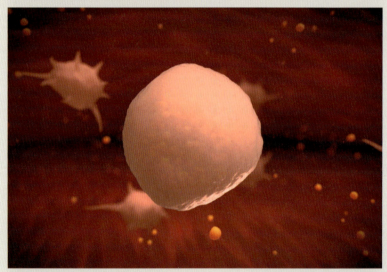

29.
免疫細胞はコレステロールを食べ過ぎてパンパンに膨らんでいく。

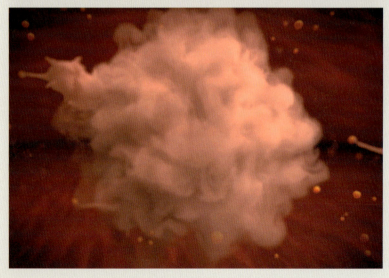

30.
膨らみきった免疫細胞は、ついに破裂してしまう。

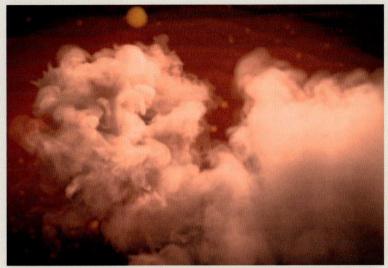

31.
免疫細胞が破裂すると、辺り一面に物質が飛び散る。

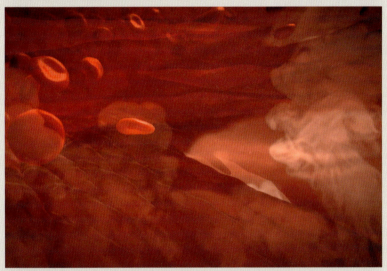

32.
辺りに飛び散った物質の中には、免疫細胞が持っていた攻撃用の有害物質が含まれる。

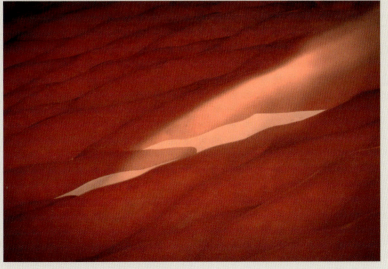

33.
免疫細胞が持っていた攻撃用の有害物質が、血管の壁を傷つけてしまう。

メタボリックシンドロームの人の中で起きている
免疫の暴走9 (CG)

心筋梗塞

脳梗塞

34. 傷ついた血管は弾力性や柔軟性が損なわれ、動脈硬化をきたす原因の1つになる。さらに、暴走した免疫細胞は体中のさまざまな場所を痛めつけ、心筋梗塞や脳梗塞、腎臓病、糖尿病など、命に関わる病気を引き起こす。

糖尿病

腎臓病

Part 5 肥満による異常事態を抑える筋肉のメッセージ物質

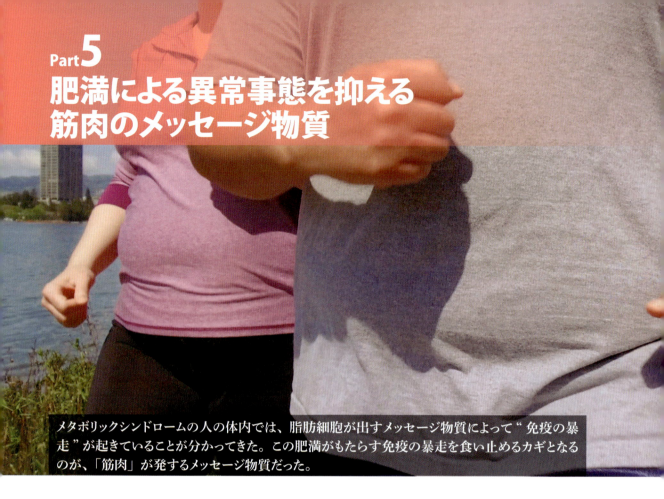

メタボリックシンドロームの人の体内では、脂肪細胞が出すメッセージ物質によって"免疫の暴走"が起きていることが分かってきた。この肥満がもたらす免疫の暴走を食い止めるカギとなるのが、「筋肉」が発するメッセージ物質だった。

肥満による異常を抑えられるか？

かつて人類が自然界を生き抜くには、食料を得るために走って獲物を捕まえたり、逆に捕食者から逃げたり、厳しい自然環境の中を活発に動き回らなくてはならなかった。

ところが、現代社会に生きる私たちの多くは、食べ物に困るということはほとんどなくなり、さらには、車をはじめとする交通手段の発達などもあって、体を動かす必然性が格段に少なくなった。

こうした環境の変化によって、人類は肥満という大きな問題を抱えてしまった。

この肥満の果てに陥るメタボリックシンドロームは、心筋梗塞や脳梗塞、糖尿病、腎臓病など、命に関わる病気を招くことになる。そこには脂肪細胞から異常放出されたメッセージ物質TNFαが引き起こす"免疫の暴走"が関わっているこ

とが明らかになった。

では、この免疫の暴走を抑えるためには、どうすればよいのか──。

ここで再び登場するのが「筋肉」だ。運動中の筋肉が発する"ある物質"が、免疫の暴走を引き起こすTNFαを抑え込む可能性があるという新事実を、デンマーク・コペンハーゲン大学教授のベンテ・ペダーセン博士の研究グループが発見した。ペダーセン博士は、日々、自ら実験台となって体を動かして、筋肉の知られざる働きを研究している。

運動で放出されるメッセージ物質

運動中の筋肉から出る"ある物質"とは、「IL-6（インターロイキン-6）」というメッセージ物質だ。この物質はもともと、現・大阪大学名誉教授の岸本忠三(きしもとただみつ)博士の研究グループが、免疫細胞が

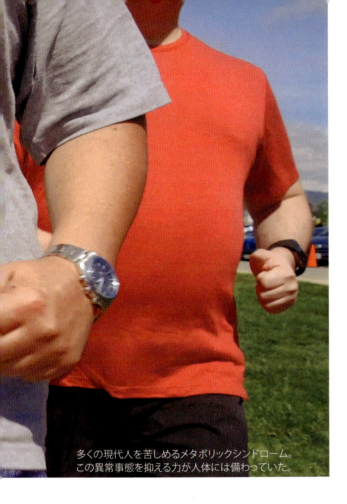

多くの現代人を苦しめるメタボリックシンドローム。この異常事態を抑える力が人体には備わっていた。

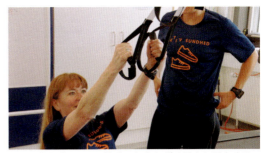

自らの体を動かして、筋肉の知られざる働きを研究するコペンハーゲン大学教授のベンテ・ペダーセン博士。

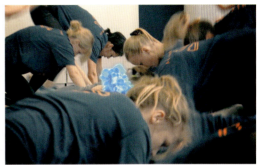

ペダーセン博士の研究室に所属するスタッフも、さまざまな運動をしながら、それを研究に生かしている。

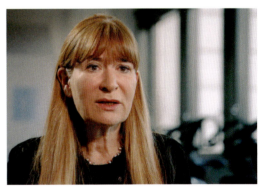

ペダーセン博士は、運動すると筋肉からIL-6というメッセージ物質が放出されることを発見し、それが"免疫の暴走"を引き起こすTNFαを抑え込むことを突き止めた。

発するメッセージ物質として発見したもの。

　運動中の免疫の変化を研究していたペダーセン博士は、運動すると血液中のIL-6が急増し、運動後には速やかに血液中からなくなることを偶然見出した。

　「そのとき、IL-6はどこから来るのだろうという疑問が浮かびました」とペダーセン博士は当時を振り返る。その後、研究を重ねた結果、運動中のIL-6は、免疫細胞ではなく、筋肉から大量に放出されていることを突き止めた。

　「運動によって増加するIL-6が、筋肉でつくり出されていると分かったときは、とても嬉しくなりました。というのも、このIL-6が、特定できた最初の運動因子（Exercise Factor）だったからです」とペダーセン博士は話す。

　運動因子とは、いってみれば、運動中に筋肉によってつくられるメッセージ物質のことだ。

　運動生理学の分野では、運動することによって血液中に放出され、心臓や脂肪、脳などの他の臓器に影響を与える"何か"がある、という仮説が立てられていた。そして、それが運動因子と呼ばれ、研究者たちによって長年、探し求められていたのだ。

　運動によって血液中に増加するIL-6が、運動中の筋肉によってつくられるのかどうかを調べた方法は、次のようなものだった。

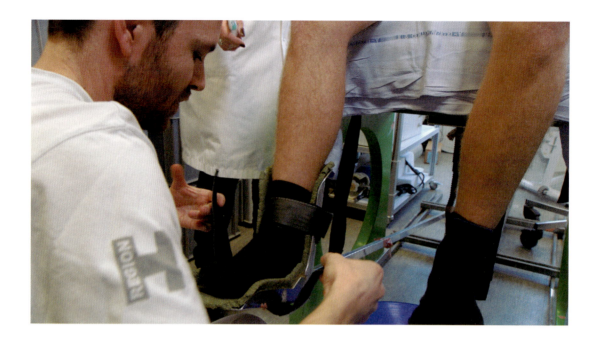

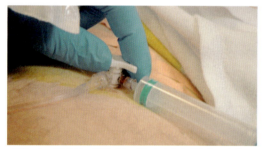

ペダーセン博士は、試験参加者に太ももを動かしてもらい、その筋肉のすぐ近くにある血管から採血してIL-6の量を測定した。

参加してもらったのは、健康なボランティアの男性。足のつけ根に血液を採取するためのカテーテルを取りつけ、その管をつけたまま、片足の太ももの筋肉だけを大きく動かし続ける。こうして、運動している最中に足に流れる血液を調べるという方法である。太ももの筋肉のすぐ近くには太い血管があり、そこから採血し、運動によって筋肉から放出される物質を捕まえようというわけだ。

その結果、筋肉を動かした片足側の血管ではIL-6が急速に増加したのに対して、安静にしていた片足側の血管ではIL-6はほとんど増えなかった。つまり、運動中の筋肉からのみ、IL-6が大量に放出されていることが確認できたのだ。

筋肉を動かせば命を守れる

では、運動によって筋肉が放出するIL-6の役割は一体何だろうか——。もともとIL-6には、炎症を引き起こす働きがあることがよく知られていた。しかし、場合によってIL-6は反対に炎症を抑えることもあり、その複雑な働きの全貌はまだよく分かっていない。

そこで、詳しく調べるためにペダーセン博士が行った方法の1つが、運動後に出るのと同じ量のIL-6を8人のボランティアの男性に注射して、その作用を検討することだった。すると、思いがけない変化が起こった。体内で免疫の暴走を引き起こすメッセージ物質TNFαが、IL-6の注射によって半分以下に減ることが分かったのだ。

こうした研究結果から、ペダーセン博士は運動中の筋肉が放出するIL-6によって、肥満のもたらす免疫の暴走が食い止められる可能性があると考えている。

ペダーセン博士の考える、筋肉が免疫の暴走

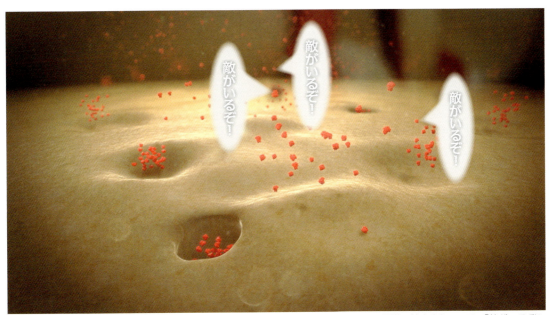

メタボリックシンドロームの人の体内では、メッセージ物質TNFαが脂肪細胞から誤って異常に放出されている。「敵がいるぞ！」と警告しながら拡散して、"免疫の暴走"を引き起こしている（CG）。

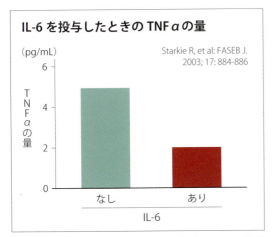

IL-6を注射すると、「敵がいるぞ！」と警告するTNFαの量が半分以下に減ることが分かった。

を抑えるメカニズムは次のようなものだ。

　運動をすると、筋肉からメッセージ物質IL-6が大量に放出される。そして、IL-6は血液の流れに乗り、血管を通じて全身に運ばれる。

　IL-6を受け取るのは、メタボリックシンドロームの人の体内で暴走している免疫細胞だ。IL-6は「戦うのはやめて」と働きかける。すると、免疫細胞の戦闘モードが次第に解除され、さらに、盛んに飛び交っていたTNFαの警告メッセージも静まっていく。こうして免疫の暴走が収まり、体の中で起きていた炎症が抑えられるというわけだ。（P94〜99参照）。

　ペダーセン博士は、「筋肉は、単に体を動かすためだけのものではありません。太らないために十分な運動が必要なのはいうまでもありませんが、病気にならないためにも運動をして筋肉をつけることが大事なのです。運動は治療の一環であり、メタボリックシンドロームや糖尿病、心臓疾患、がんなどを発症した多くの患者への"処方薬"だともいえるのです」と指摘する。

　そして、筋肉には、メッセージ物質を通じて、脳や心臓、肝臓、すい臓、脂肪といった他の臓器に働きかけ、健やかな状態を取り戻そうとする驚異的な力が備わっている可能性がある、と期待を込める。

　最後に、ペダーセン博士は力強くこう締めくくった。

　「進化のうえで考えると、人が運動不足になったのはほんの最近のこと。私たちの体はもともと、動くことを前提につくられているのです。動

かずにいれば、筋肉からの大切なメッセージ物質が出なくなり、病気に陥ります。筋肉を動かせば、命が守れるのです。私は、筋肉こそが人体のネットワークの中心的な役割を果たしていると考えています」

秘められた力を持つ人体

　食べ物があふれる一方で、体を動かす機会がどんどん減っている現代社会。それは、人類の長い歴史の中でも想定外の事態だ。

　しかし、私たちの体に備わった「メッセージ物質の力」を引き出せば、体内の異常な暴走を食い止めることができるのではないか——。人体には、この想定外の事態をも克服する、柔軟な仕組みが秘められている可能性がある。

　体内のエネルギーを管理する脂肪。そして、その脂肪による異常事態をサポートし、健やかな状態に戻そうとする筋肉。最新科学によって、脂肪と筋肉の全貌が明らかになりつつある。私たちの健康な体は、精巧な臓器同士の会話によって、保たれているのだ。

メタボリックシンドロームの人の体内（CG）

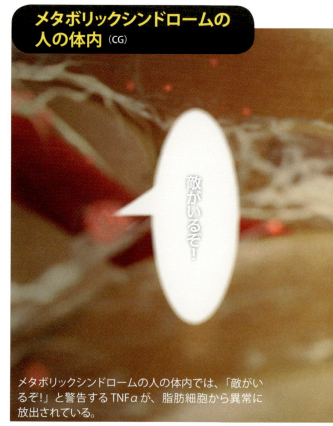

メタボリックシンドロームの人の体内では、「敵がいるぞ！」と警告するTNFαが、脂肪細胞から異常に放出されている。

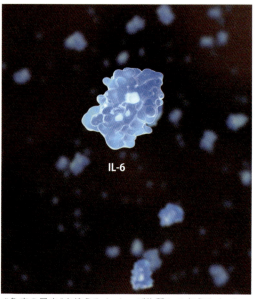

"免疫の暴走"を抑えるメッセージ物質IL-6。伝えるメッセージは「戦うのはやめて」というもの（CG）。

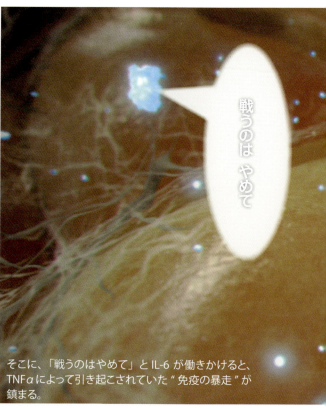

そこに、「戦うのはやめて」とIL-6が働きかけると、TNFαによって引き起こされていた"免疫の暴走"が鎮まる。

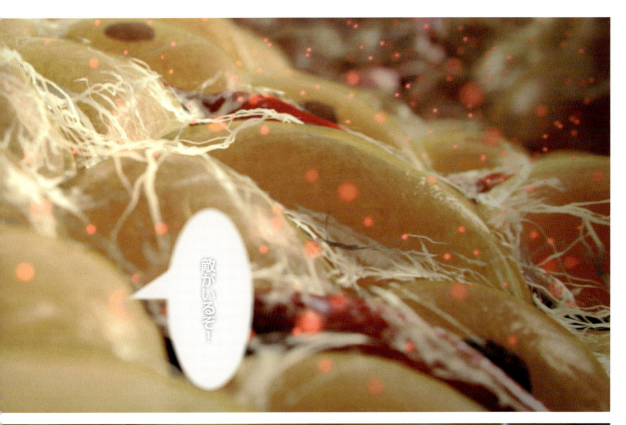
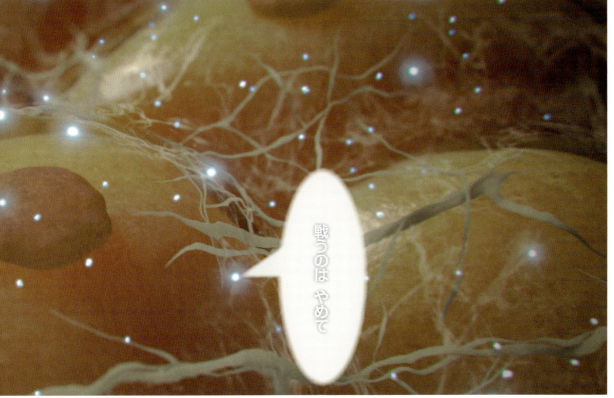

運動中の筋肉から放出されたメッセージ物質 IL-6 が免疫の暴走を抑える 1 (CG)

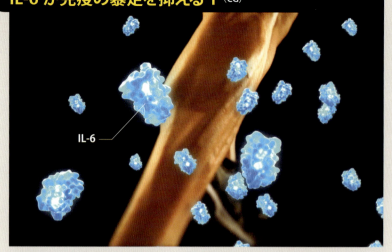

1.
運動している筋肉から、次々と放出されるメッセージ物質 IL-6。

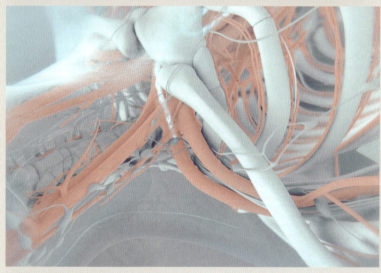

2.
血管の中に入る IL-6。

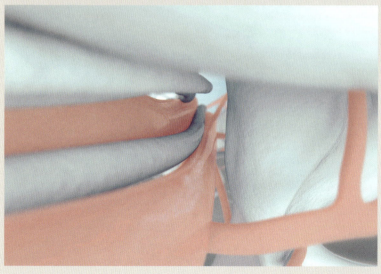

3.
IL-6 は、血液の流れに乗って、全身を駆け巡る。

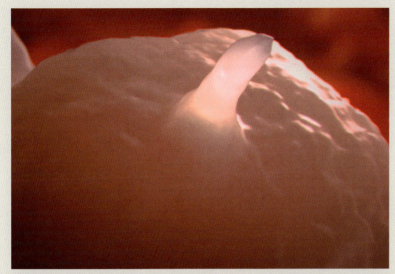

4.
IL-6のメッセージを受け取るのは、暴走している免疫細胞。

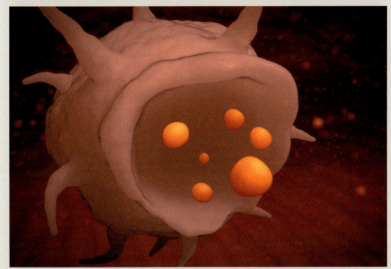

5.
血管の壁の中に潜り込んだ免疫細胞は、そこにたまったコレステロールを食べ始める。

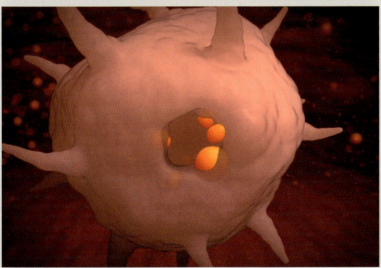

6.
コレステロールを次々と食べていく免疫細胞。

運動中の筋肉から放出されたメッセージ物質 IL-6 が免疫の暴走を抑える 2 (CG)

7. 戦闘モードの免疫細胞に近づくIL-6。

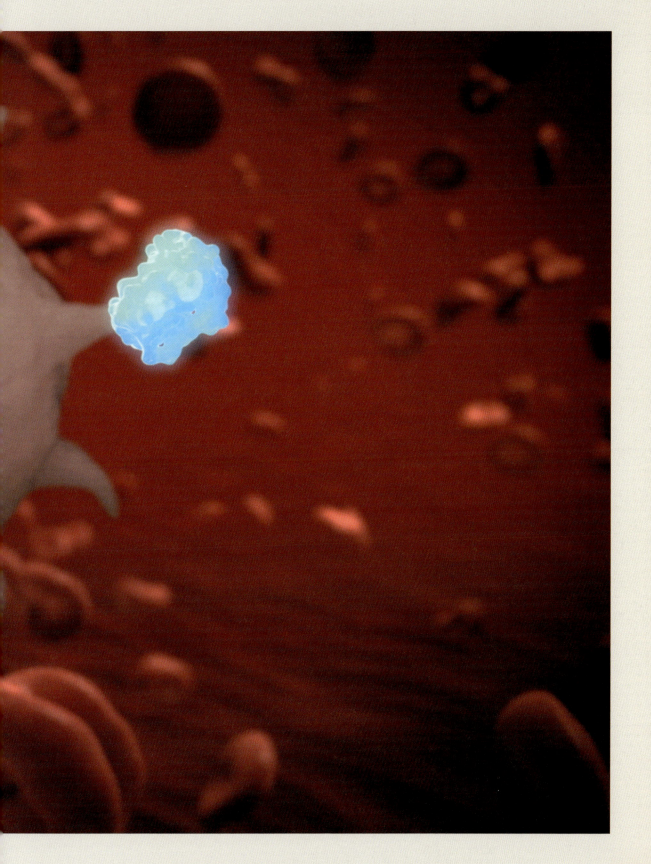

運動中の筋肉から放出されたメッセージ物質 IL-6 が免疫の暴走を抑える 3 (CG)

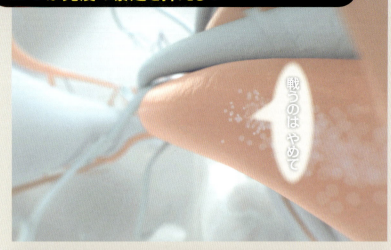

8. IL-6 は、「戦うのはやめて」というメッセージを携えている。

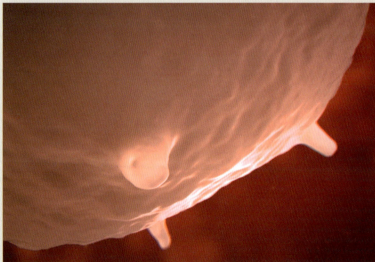

9. IL-6 のメッセージを受け取った免疫細胞は、戦闘モードを解除し始める。

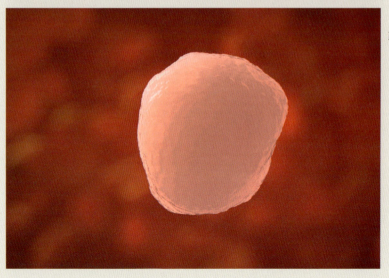

10. 戦闘モードを解除した免疫細胞。

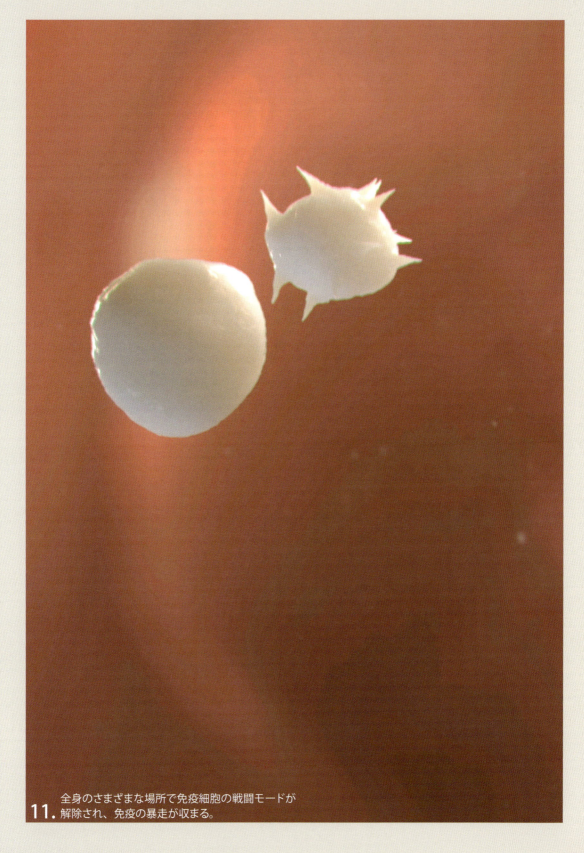

11. 全身のさまざまな場所で免疫細胞の戦闘モードが解除され、免疫の暴走が収まる。

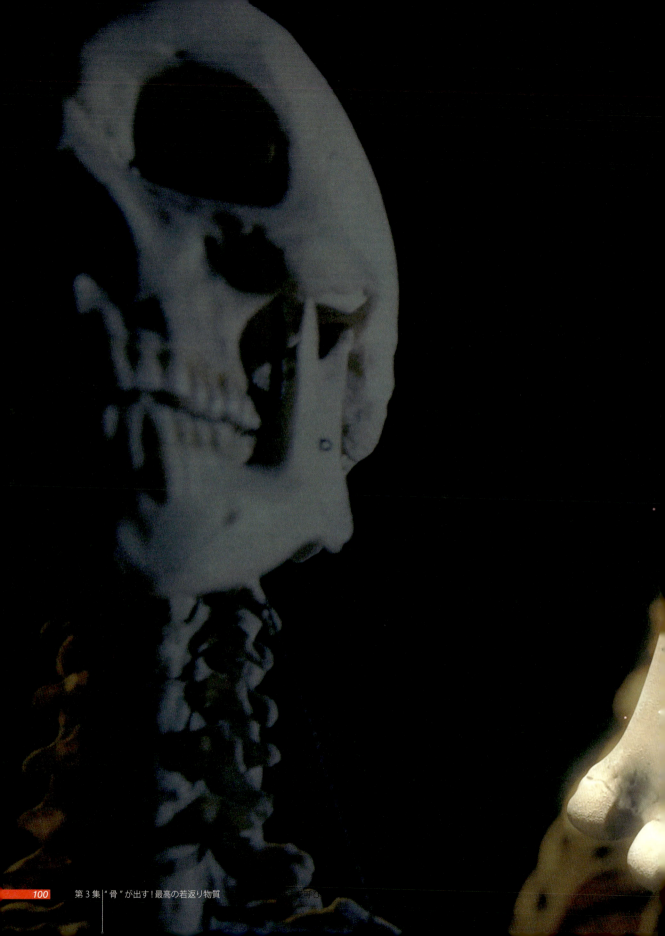

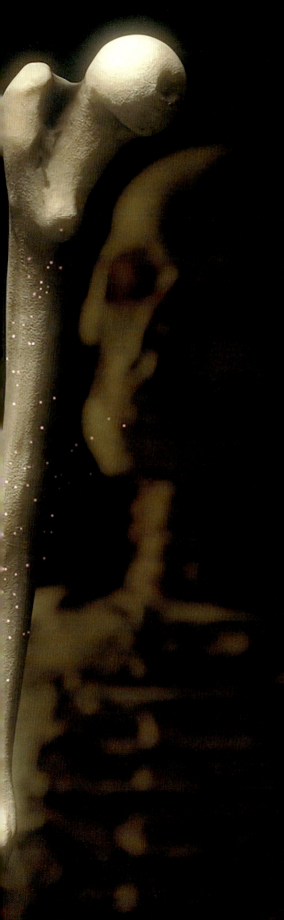

第3集
"骨"が出す！
最高の若返り物質

体を支えるだけの組織だと思われがちな「骨」。
しかし、最新の科学で明らかになったのは、一見無口に思える「骨」が人体のネットワークを通じ、脳や筋肉など全身の臓器にメッセージを送り続けているという事実だ。
そのメッセージが途絶えたとき、まるで命のスイッチを切るかのように、老化現象が加速してしまうという。
研究者は語る。
「骨が健康な状態である限り、臓器の若さは保たれます。骨は人体の若さを司る門番なのです」
若さを保つためのメカニズムを握る「骨」。
日々繰り広げられている、その知られざる体内での攻防が見えてきた。

Part 1 若さを呼び覚ます骨のメッセージ
―記憶力アップ、筋力アップ―

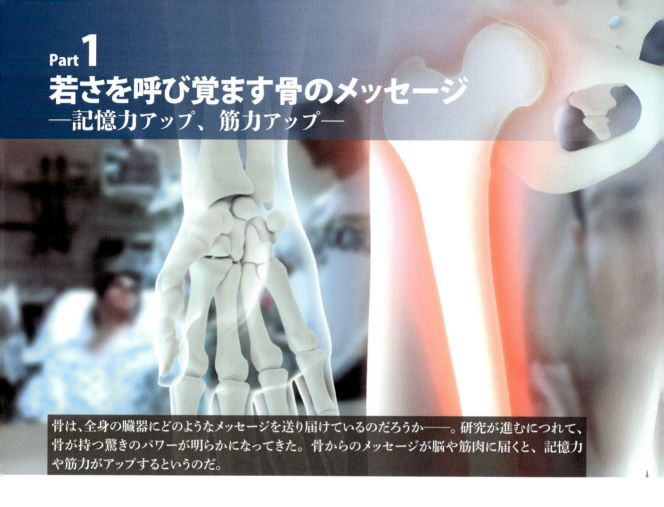

骨は、全身の臓器にどのようなメッセージを送り届けているのだろうか――。研究が進むにつれて、骨が持つ驚きのパワーが明らかになってきた。骨からのメッセージが脳や筋肉に届くと、記憶力や筋力がアップするというのだ。

トップアスリートを襲った悲劇

あるトップアスリートに起こった衝撃的な出来事から話を始めよう。アメリカを代表する自転車選手だったブレイク・コールドウェルさん、33歳。19歳でプロデビューして以来、数々のレースで入賞し、2008年の全米選手権では準優勝に輝いた。

しかし、そのキャリアの絶頂期にあった2009年に骨の異常が見つかり、引退に追い込まれた。きっかけとなったのは太ももの付け根、大腿骨近位部の骨折だった。骨折はレース中ではなく、自転車で友人との待ち合わせ場所に向かう途中、雨で滑って転んだときに起こった。

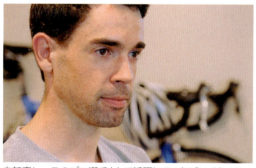

自転車レースのプロ選手として活躍していたブレイク・コールドウェルさん。

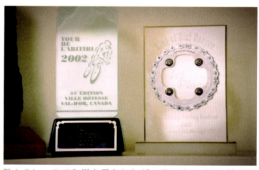

数々のレースで入賞を果たしたが、そのキャリアの絶頂期に骨の異常が見つかり、引退を余儀なくされた。

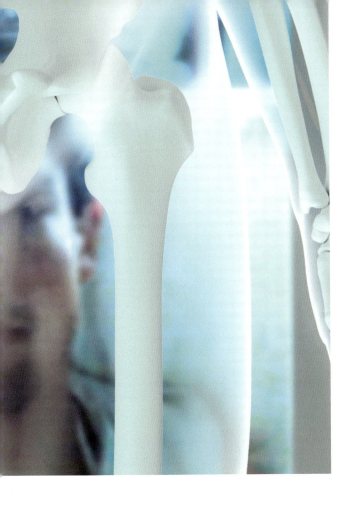

厳しいトレーニングを積み重ね、過酷なレースに耐えてきたアスリートが、軽く転倒しただけで骨折をした原因はどこにあるのか——。検査の結果、1つを除いてコールドウェルさんの体は健康だった。その1つとは"骨量が極端に低い"ことだった。当時25歳だったコールドウェルさんの骨量は、80歳程度の骨量しかないことが分かった。

「転んだときは何かがおかしいと感じましたが、それまでもたびたび骨折の経験があったので、1年以内には復帰できると楽天的に考えていました。それなのに、なぜこんなに骨量が低いんだろう。一体、自分の体の中で何が起きているんだろうと不安でいっぱいでした」とコールドウェルさんは話す。

骨量は、骨に含まれるカルシウム量を表す指標であり、不足すると骨の内部がスカスカになり、骨折のリスクが高まってしまう。骨量が減少したり、骨の質が悪くなって骨が弱くなったりすると、「骨粗しょう症」と診断される。

骨量の減少の恐ろしさは、骨折のリスクだけではない。高齢者の場合、4〜5人に1人が、大腿骨の骨折をきっかけとして、1年以内に命を落としてしまうという衝撃のデータがある。

一般に骨量の減少は高齢者、特に閉経後の女性によく見られる症状だ。コールドウェルさんのような健康な若者で、骨が弱くなっているという状態は、にわかには信じがたい。しかし、コールドウェルさんの治療を担当したポール・ミラー

「時速2マイル（約3.2キロメートル）も出していなかったと思います。ゆっくり歩く程度のスピードでしたが、タイヤがスリップして転んでしまいました。即座に痛みに襲われ、立ち上がろうとしても、なかなか立てずに、これはただ事ではないと思いました」とコールドウェルさんは振り返る。

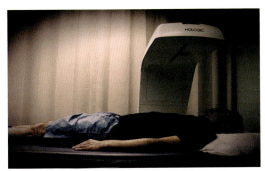

骨量測定の検査を受けるコールドウェルさん。

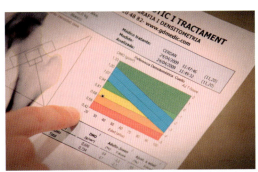

事故直後の骨量検査の結果。当時の年齢は25歳だったが、80歳程度の骨量しかなかった。

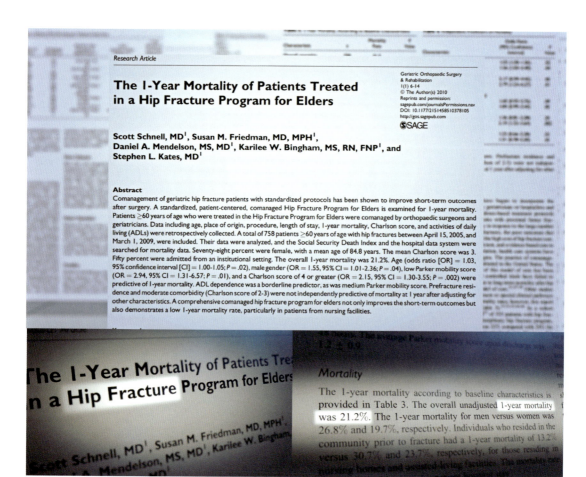

骨量が減少している高齢者は骨折することが多い。大腿骨を骨折した高齢者の4～5人に1人が、1年以内に死亡するという研究結果が報告されている。

Schnell S, et al: Geriatr Orthop Surg Rehabil. 2010; 1: 6-14

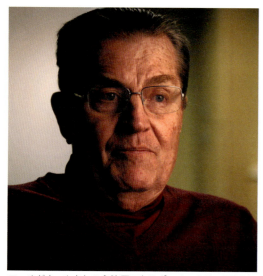

コールドウェルさんの主治医であるポール・ミラー医師は、骨が出すメッセージ物質の重要性を強調する。

医師は「骨量の減少は高齢者だけに起こり得ると誤解されがちですが、実際には多くの世代で発症する可能性がある病気です」と指摘する。

加齢が原因ではない骨量の減少が、何かによって引き起こされたと考えられる。

その原因として、骨の出すメッセージ物質が関係していることが分かってきた。

さらにミラー医師はこう語る。

「骨が果たす役割は、単に体を支えるだけではありません。全身に向けてさまざまなメッセージ物質を送る働きもしているのです。骨が弱ると、それに伴って骨からのメッセージも減ってしまい、全身の若さが失われていってしまうのです」

最新の研究から、骨が全身の臓器に送り届

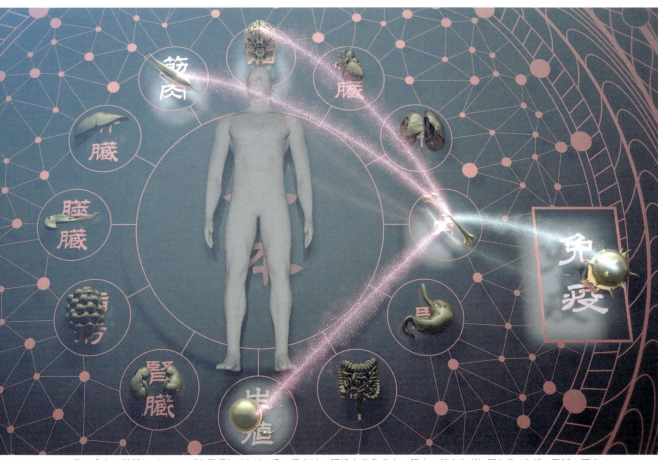

骨は全身の臓器にメッセージを発信しており、その働きは、記憶力や免疫力、筋力、精力などに関わることが、最新の研究で明らかになってきた。

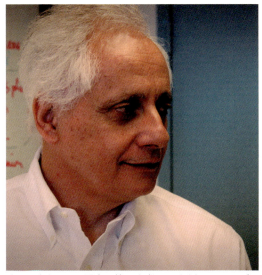

オステオカルシン研究の第一人者、アメリカ・コロンビア大学教授のジェラール・カーセンティ博士は、「骨が健康な状態である限り、臓器の若さは保たれます」と話す。

けるメッセージ物質が、記憶力や免疫力、筋力、精力などに関わることが明らかになってきたというのだ。なかでも、いま大きく注目されているのは、記憶力を高めるメッセージ物質だ。

骨のメッセージによる記憶力アップ

　骨が脳に向けて発信し、記憶力強化を促すメッセージ物質は、「オステオカルシン」という10万分の1ミリメートル程度の小さなたんぱく質だ。オステオカルシンが記憶力を司る重要な働きをすることを発見したのは、骨の研究で数々の業績を上げているアメリカ・コロンビア大学教授のジェラール・カーセンティ博士らの研究グループである。

　カーセンティ博士らは、遺伝的にオステオカ

ルシンをつくれないマウスと通常のマウスを水槽で泳がせて、避難先として足がかりになる場所（島）に到達するまでの時間を測定するという実験を行った。マウスは島にたどり着こうとして懸命に泳ぎ回る。1回目の実験では、オステオカルシンをつくれないマウスも通常のマウスもほぼ同じ、80〜90秒で島に到達した。

　ところが、同じ実験を繰り返して行うと、通常マウスの島への到達時間はどんどん短くなり、最終的には4秒でたどり着くようになった。逆に、オステオカルシンをつくれないマウスの到達時間は1回目の実験からほとんど変化しなかった。これは通常のマウスが経験から学習し、記憶する能力を持っているのに対し、オステオカルシン

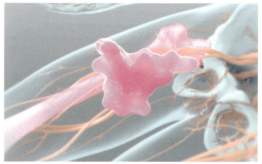

骨のメッセージ物質であるオステオカルシンは大きさ10万分の1mmほどの小さな粒子。この物質が記憶に関わる重要な働きを担っている（CG）。

をつくれないマウスでは学習・記憶機能が正常に働いていないことを意味する。なぜ、このような違いが生じたのか。カーセンティ博士らがマウスの脳を詳細に調べたところ、驚くべきことが分かった。

　脳には、海馬という器官がある。海馬は「タツノオトシゴ」の別名だが、脳の海馬もそれに形が似ていることから命名された。海馬は脳の奥深くにあり、その機能は記憶や空間学習能力に関わっている。オステオカルシンをつくれないマウスでは、この海馬が通常のマウスに比べて小さくなっていたのだ。（P108〜109参照）。

　その後の研究で、海馬にはオステオカルシン

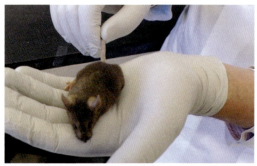

カーセンティ博士らは、オステオカルシンをつくれないマウスで実験を行った。

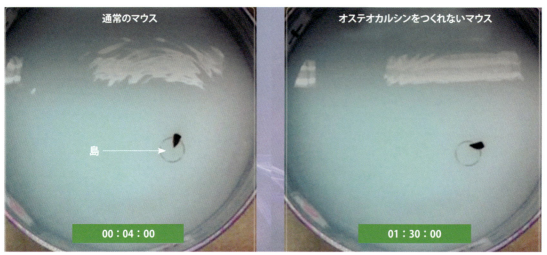

実験では水槽にマウスを入れて泳がせ、避難先となる島に到達するまでの時間を測定した。最終的な島への到達時間を見ると、通常のマウス（左）は4秒で到達したが、オステオカルシンをつくれないマウス（右）は90秒ほどかかった（到達時間は複数のマウスの平均値）。

をキャッチする特別な装置である「受容体」があることも明らかになった。

これらの結果から、オステオカルシンをつくれないマウスが島の位置を記憶できないのは、骨からオステオカルシンが放出されないために、海馬の機能が低下してしまったからだと考えられた。この発見はカーセンティ博士にとっても予想外だったようで、「骨が記憶力までコントロールしているとは、非常に驚きでした」と述懐する。

骨でつくられたオステオカルシンは血管内に放出されると、血流に乗って脳へと運ばれ、海馬に到達して受容体と結合する。そこから海馬の神経細胞の中にメッセージが送り込まれる。そのメッセージは「記憶力をアップせよ！」というものだった。（P114～119参照）。

筋力もアップ

「骨はサバイバル（生き残り）のためのツールです」とカーセンティ博士は解説する。

「骨がつくられたのは、動物が海中から出て陸の上で走ったりすることを可能にするためです。記憶力もサバイバルに関係しています。捕食者が1時間前にどこにいたのか、食料を昨日どこで見つけたのかを覚えておくために生み出されました。骨は運動能力にも関わっていますが、骨によるこれらの機能は、進化論的な見方をすれば、骨がサバイバルのためのツールであることを物語っているのです」

動物は、老化に伴って筋力が低下し、運動能力が落ちていく。実はこのことにもオステオカルシンが深く関わっており、これもカーセンティ博士らの研究で明らかになった。博士が筋力とオステオカルシンの関係に着目したのは、動物はいったん成熟すると、比較的早い段階でオステオカルシンが減少し、それに伴って筋力が低下していくからだ。

カーセンティ博士らは、オステオカルシンをつくれないマウスを用い、ランニング装置で走らせる実験を行った。すると、通常のマウスに比べて走る時間も距離も短いことが明らかになった。

そこで次に、老化に伴って低下した筋力が、オステオカルシンによって回復するかどうかを検討した。若いマウス、人の中年期に相当するマウス、高齢マウスの3つのグループで比較するとともに、オステオカルシンを注射した際に起こる変化を観察した。

その結果、高齢マウスは若いマウスに比べ、走ることのできる時間も距離も短かった。そして、

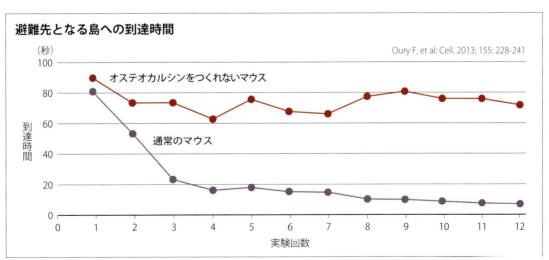

島への到達時間は、通常のマウスでは実験を繰り返すたびに短縮したが、オステオカルシンをつくれないマウスでは、何度繰り返してもほとんど変わらなかった（到達時間は複数のマウスの平均値）。

通常のマウスの脳の海馬

新たな記憶を蓄える場所。下の写真で明るくなっている部分が脳の海馬。

画像：Gerard Karsenty,Ph.D.

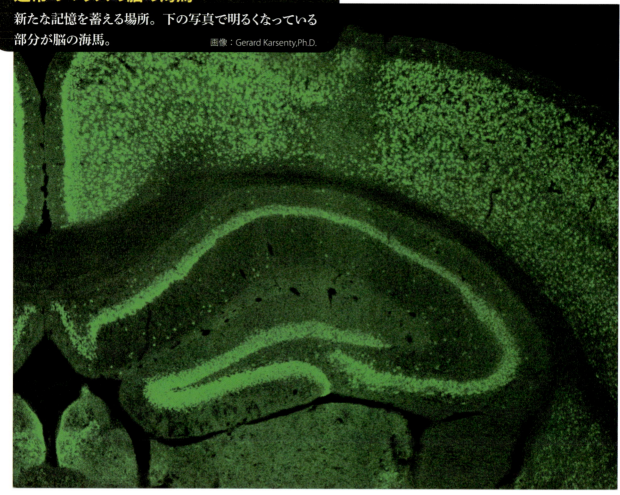

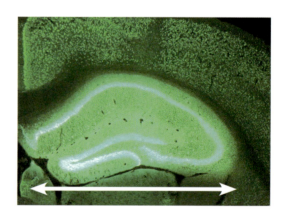

　オステオカルシンを注射後、走行時間・距離は3グループとも大きく改善したが、特に注目されたのは、高齢マウスが、オステオカルシンを与えられる前の若いマウス並みのレベルにまで回復したことだった[1]。オステオカルシンは、筋力のアップ、つまり筋肉の若々しさを保つ働きも担っていたのだ。

骨は"生の象徴"へ

　一体、オステオカルシンは、どのようなメカニズムで筋力アップを図っているのだろうか──。

　運動をするためには、筋肉が、エネルギー源である糖分（グルコース）と脂肪酸を分解して吸収しなければならない。オステオカルシンをつくれないマウスなどの実験から、オステオカルシンには、糖分や脂肪酸の分解・吸収をも促す働きがあることが明らかになった。つまり、オステオカルシンは筋肉におけるエネルギー利用を増

オステオカルシンをつくれないマウスの脳の海馬

通常のマウスに比べ、オステオカルシンをつくれないマウスは海馬が小さくなっていた。これは海馬の働きが低下したことを示している。

画像：Gerard Karsenty, Ph.D.

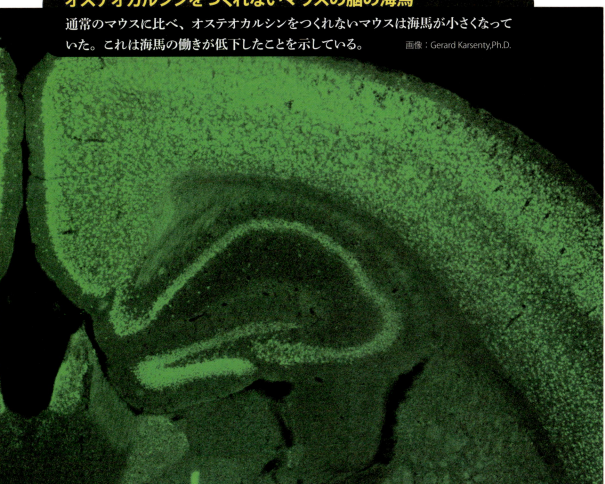

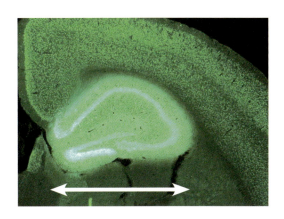

進するメッセージを送り、筋力をアップさせていると考えられる。

「骨の健康は、私たちが30歳になるまで最大限に保たれますが、それ以降は骨の機能が低下して若さを失っていきます。それは、そもそも人の寿命が35歳程度まで生きるようにプログラミングされていたからです。しかし、骨が放出するメッセージ物質の役割が解明されてきており、それを利用すれば、老化現象のいくつかを元に戻すことが可能になると考えられます」とカーセンティ博士は語る。

これまで、死神が骸骨（がいこつ）で表現されることが多いように、骨は"死の象徴"だった。しかし、いま骨は若さのカギを握る"生の象徴"へと大きな変貌を遂げようとしている。カーセンティ博士は「私たちの研究に基づいて薬が開発され、老化を治療できるようになればと願っています」と期待を寄せる。

1) Mera P, et al: Cell Metab. 2016; 23: 1078-1092

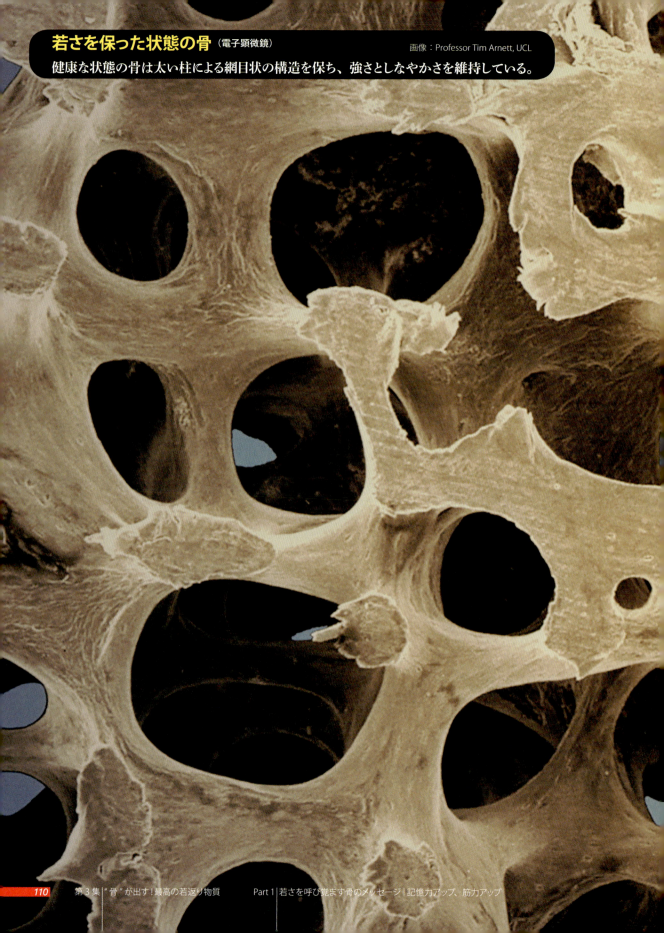

若さを保った状態の骨（電子顕微鏡）

画像：Professor Tim Arnett, UCL

健康な状態の骨は太い柱による網目状の構造を保ち、強さとしなやかさを維持している。

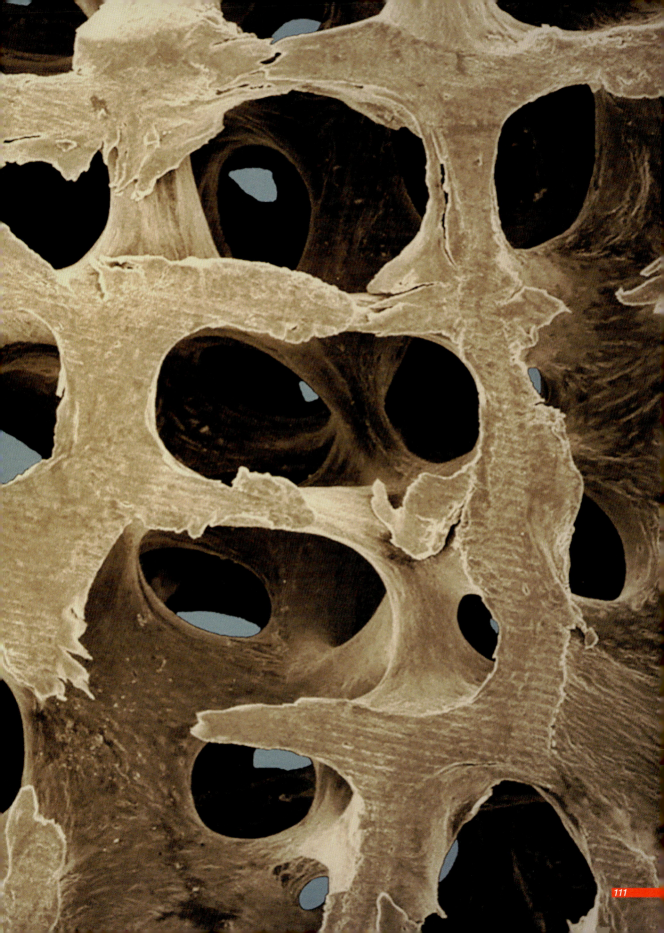

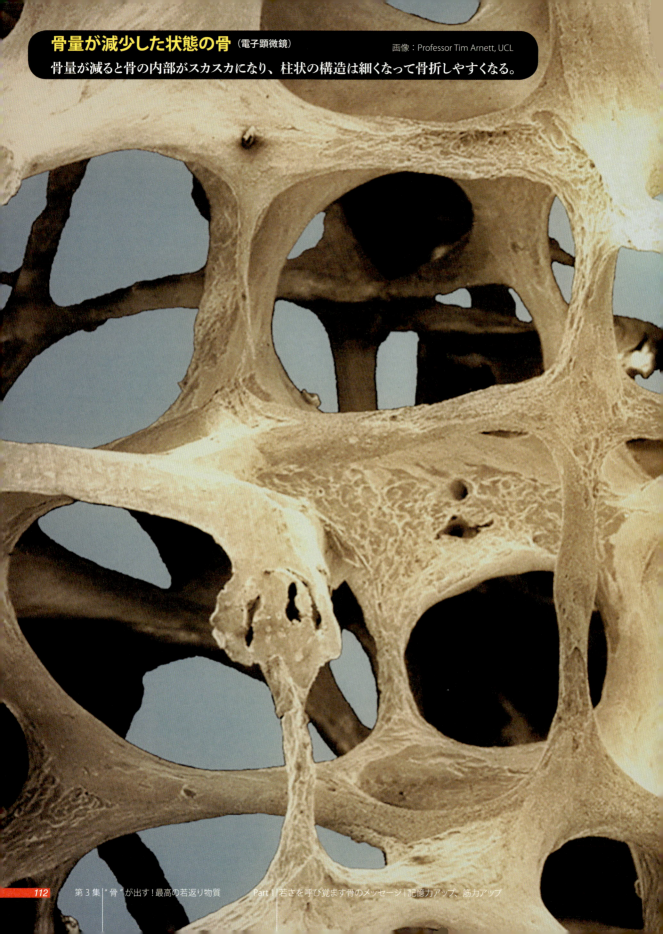

骨量が減少した状態の骨（電子顕微鏡）

画像：Professor Tim Arnett, UCL

骨量が減ると骨の内部がスカスカになり、柱状の構造は細くなって骨折しやすくなる。

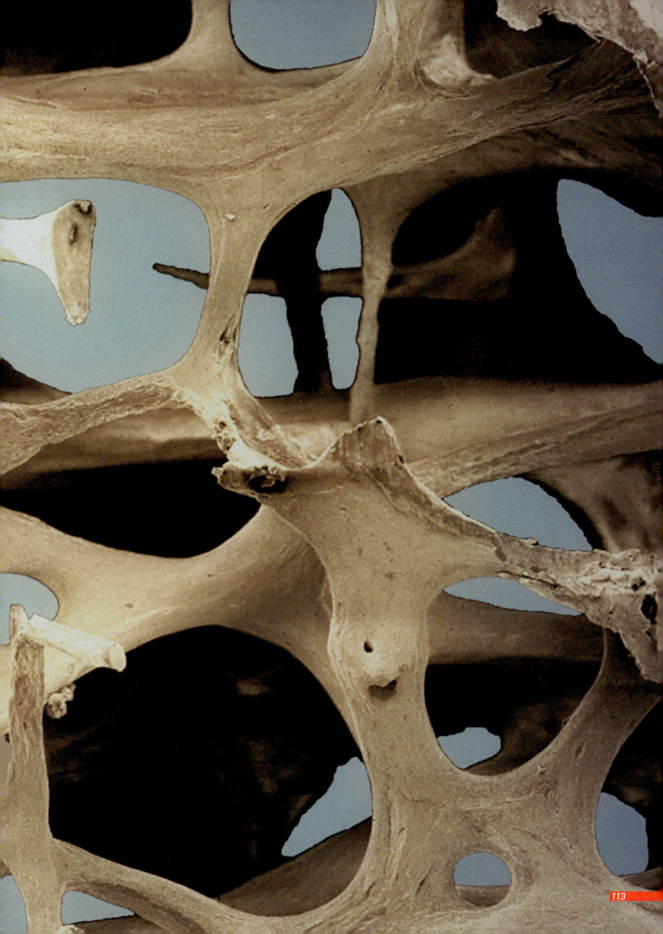

骨のメッセージ物質オステオカルシンによる記憶力アップ 1 (CG)

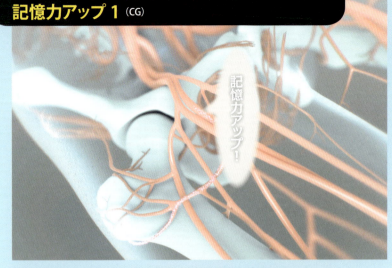

1. 骨のメッセージ物質であるオステオカルシンは、「記憶力をアップせよ!」というメッセージを携えている。

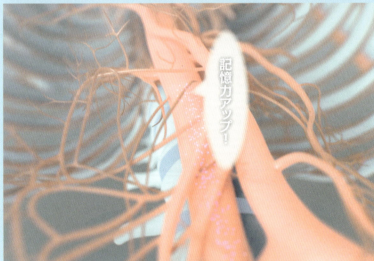

2. 骨から放出されたオステオカルシンは血管の中を流れていく。

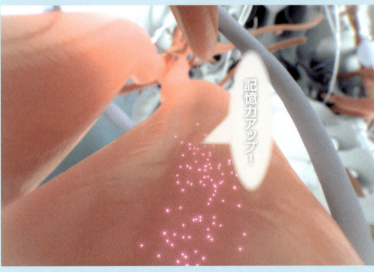

3. 血液の流れに乗って移動するオステオカルシン。

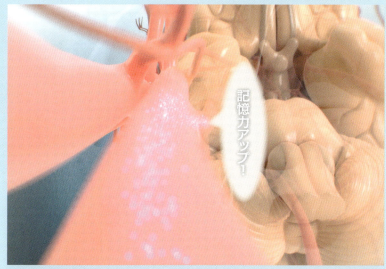

4.
向かう先は脳――。

5.
オステオカルシンの最終目的地の1つは、脳にある海馬だ。

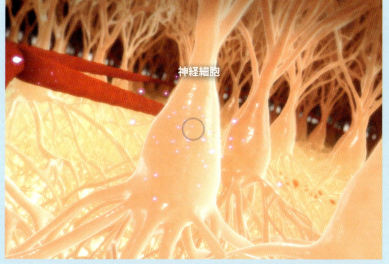

6.
海馬の神経細胞に到達するオステオカルシン。

骨のメッセージ物質オステオカルシンによる記憶力アップ 2 (CG)

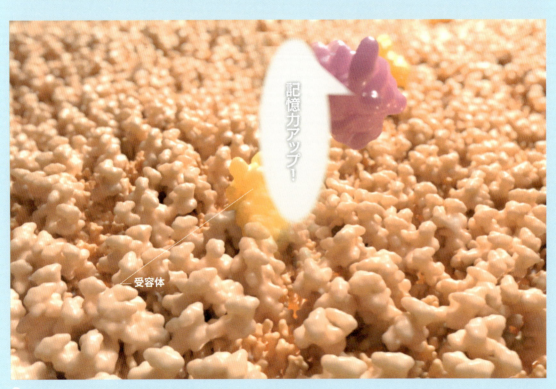

7. 海馬の神経細胞には、オステオカルシンをキャッチする特別な装置（受容体）がある。

8. 海馬の神経細胞の受容体に結合しようとするオステオカルシン。

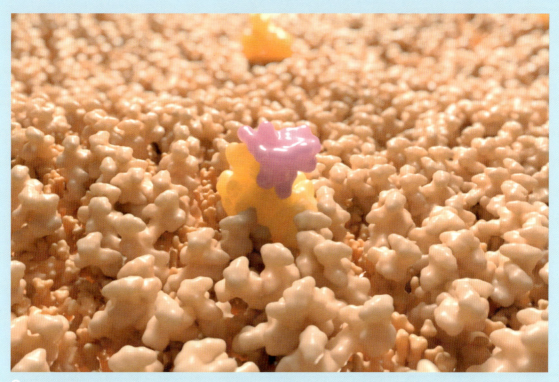

9. この受容体はオステオカルシンがピタリとはまるような構造になっている。

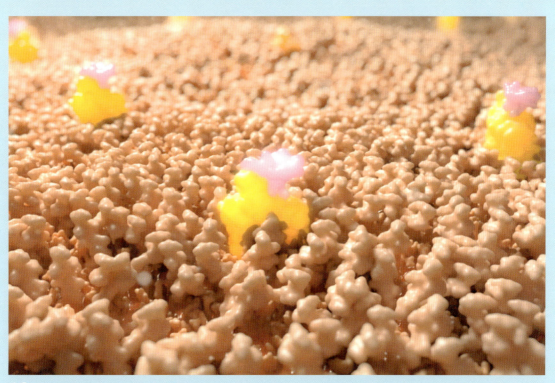

10. 受容体に結合したオステオカルシンは、記憶力強化のメッセージを海馬に伝える。

骨のメッセージ物質オステオカルシンによる
記憶力アップ 3 (CG)

11. 海馬は記憶や空間学習能力に関わる器官である。骨が放出したオステオカルシンによって、記憶力がアップする。骨は記憶力までコントロールしているのだ。

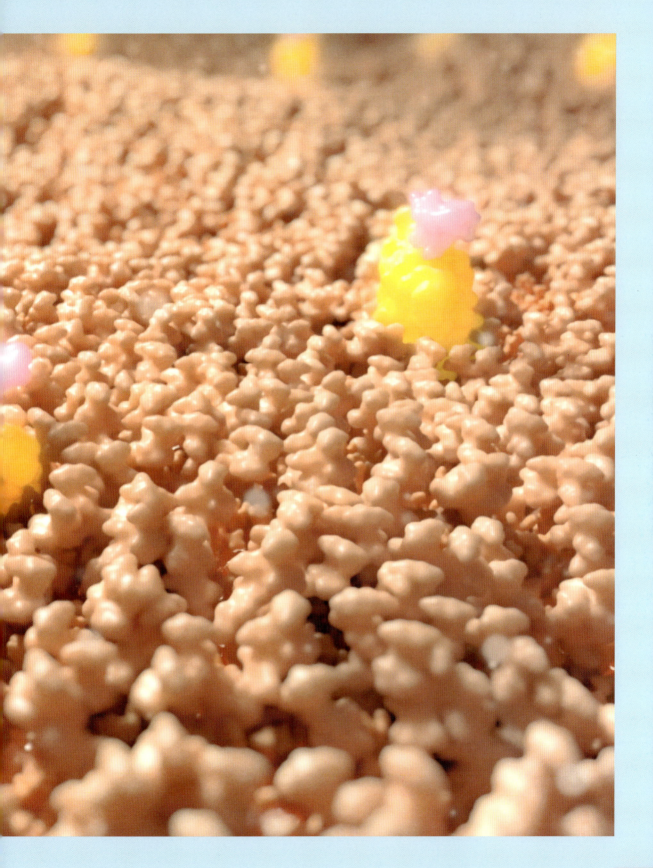

Part 2
若さを呼び覚ます骨のメッセージ
―免疫力アップ、精力アップ―

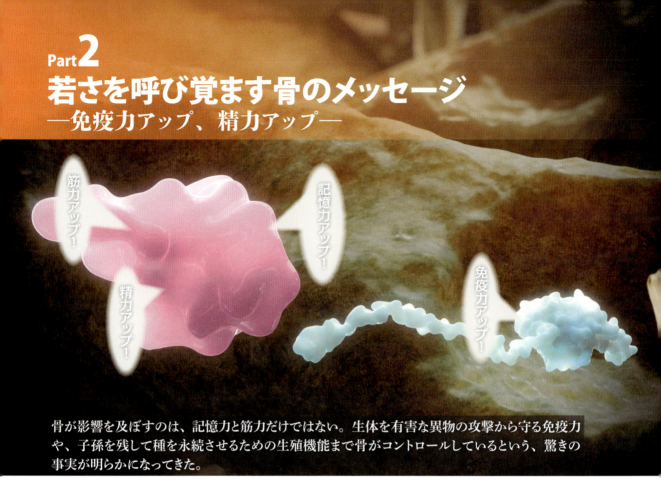

骨が影響を及ぼすのは、記憶力と筋力だけではない。生体を有害な異物の攻撃から守る免疫力や、子孫を残して種を永続させるための生殖機能まで骨がコントロールしているという、驚きの事実が明らかになってきた。

骨が免疫に関わっている!?

　免疫とは、外から侵入した病原体や、体の中で生じた異物などを排除して体を守るためのシステムだ。例えば、有害な細菌やウイルスが体に侵入してくると、さまざまな免疫細胞が反応して活発化し、これらを排除しようとする。また免疫細胞は、がん細胞も異物として認識し攻撃する。そのため、免疫力の低下は、細菌やウイルスによる感染症やがんの発症を招く大きな要因となる。

　血液中には血球（赤血球、白血球、血小板）が流れているが、骨の中心部にある「骨髄」には、血球をつくり出すもとになる細胞が存在する。「造血幹細胞」だ。造血幹細胞は骨髄の中で盛んに細胞分裂を繰り返し、赤血球、白血球、血小板などの細胞へとそれぞれ成長していく。このうち、免疫を担当するのが白血球だ。白血球はリンパ球、顆粒球、単球などに分けることができ、それぞれが免疫細胞として働く。

　造血幹細胞が正常に働いていれば、赤血球が担う酸素の運搬、白血球が担う免疫、血小板が担う止血といった機能に障害が起こることはない。ところが、加齢に伴って老化が進むと、造血幹細胞の機能が変調をきたすことがあり、そこには骨が放出するメッセージ物質が関わっていることが最近の研究から明らかになった。

　そのメッセージ物質は「オステオポンチン」というたんぱく質だ。骨が出すメッセージ物質は、体の防衛システムである免疫に、どのように関わっているのだろうか――。

オステオポンチンが減ると老化が促進

　オステオポンチンと免疫細胞との関係を明ら

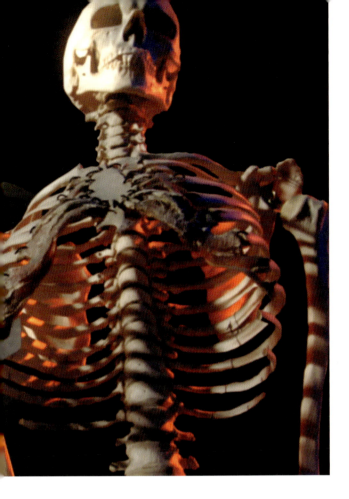

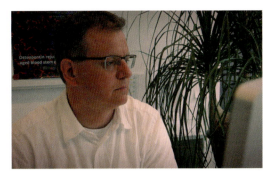

老化のメカニズムについて研究しているドイツ・ウルム大学教授のハームット・ガイガー博士。

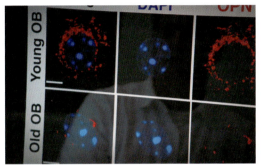

ガイガー博士の研究チームは、骨の出すメッセージ物質オステオポンチンが、年老いたマウスでは少なくなっていることを発見した。

かにしたのが、ドイツ・ウルム大学教授のハームット・ガイガー博士の研究チームだ。

ガイガー博士によれば、加齢とともに造血幹細胞が老化して機能が落ち、免疫細胞への分化が少なくなってしまうという。

どうして造血幹細胞が老化し、免疫細胞が少なくなるのか──。

造血幹細胞が活動する場所である骨を調べた結果、浮かび上がってきたのがオステオポンチンというたんぱく質だった。

ガイガー博士は「まず加齢に伴って骨で減少する物質を探し、オステオポンチンが減少することを発見したのです。そこで因果関係を調べるためにマウスの実験を行い、オステオポンチンの減少が造血幹細胞の老化を促進することを突き止めました」と説明する。

ガイガー博士らは2つの実験を行った。最初の実験で、若いマウスの造血幹細胞を年老いた高齢マウスに移植したところ、造血幹細胞から免疫細胞への分化が大きく損なわれた。つまり、造血幹細胞の若さが失われ、機能が衰えていたことになる。

そこで次の実験で、逆に高齢マウスの造血幹細胞を若いマウスに移植してみた。すると、衰えているはずの造血幹細胞の機能が回復し、活発に免疫細胞に分化するようになった。また、高齢マウスの造血幹細胞を、オステオポンチンをつくれない若いマウスに移植すると、造血幹細胞の機能回復は見られなかった[2]。

これらの結果から、造血幹細胞の老化は細胞自身の要因によって起こるのではなく、オステオポンチンの減少によってもたらされていることが明らかになった。

2) Guidi N, et al: EMBO J. 2017; 36: 840-853

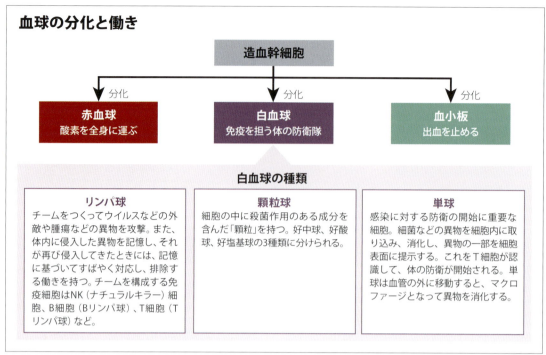

オステオポンチンによる免疫力アップ

　オステオポンチンの影響を示す証拠はまだある。ガイガー博士らが、高齢マウスの造血幹細胞を取り出し、体外でオステオポンチンを加えてから、再びその高齢マウスに戻すという実験を行ったところ、若いマウスのレベルまで免疫細胞の量が増加した[3]。つまり、オステオポンチンを投与すると、造血幹細胞が若返り、免疫力が改善したということだ。

　老化に伴ってオステオポンチンが減るのであれば、それを補充すれば免疫力の低下を防ぐことができるかもしれない。実は、その可能性を期待させる実験結果も得られている。ガイガー博士らは2種類のマウスを用意し、片方のマウスにだけ5か月間、オステオポンチンを与えて免疫細胞の変化を観察した。その結果、オステオポンチンを与えなかったマウスに比べ、オステオポンチンを与えたマウスの免疫細胞の量が2倍近くにまで増加したという。

　「これからは、マウスの実験で明らかになったことを、どう人間に置き換えていくかが重要です。オステオポンチンは人でも加齢に伴って減少することが分かっているので、現在、詳しく調べているところです。その働きが解明されれば、次のステップは薬の開発です。時間はかかりますが、今後の方向性ははっきりしています。オステオポンチンを利用することによって、高齢者の健康寿命をいまより延ばすことも可能になるはずです」とガイガー博士は力強く語る。

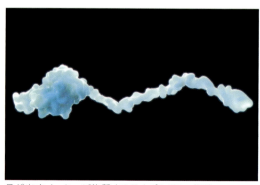

骨が出すメッセージ物質オステオポンチン（CG）。

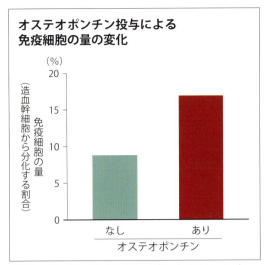

オステオポンチンを与えたグループは、与えなかったグループの2倍近くに免疫細胞（リンパ球）が増加した。

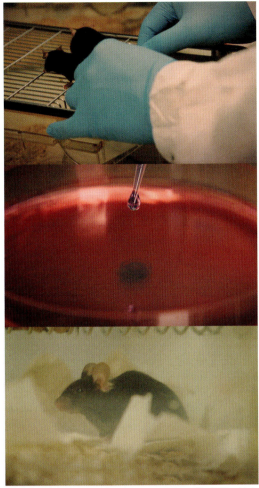

ガイガー博士らは、マウスを2つのグループに分け、片方のグループにだけオステオポンチンを与えた。5か月後、オステオポンチンを与えたグループでは免疫細胞の量に大きな変化が起こった。

骨が放出するオステオポンチンのメッセージは「免疫力をアップせよ！」というものだった。このメッセージが造血幹細胞に届くと、造血幹細胞は活性化し、免疫細胞への分化が促進され、細菌やウイルスから体を守ることができる。骨が出すメッセージ物質によって、免疫力がアップするのだ。

骨は精力もアップ

骨は、記憶力や筋力、免疫力をアップさせるだけでなく、さらに生殖機能にも関わっているという。

生殖機能は性ホルモン（男性ホルモン、女性ホルモン）によって調節されており、性ホルモンが減少すると骨が弱くなることは古くから知られていた。例えば、閉経後の女性は骨量が急速に減少するが、その原因は閉経に伴う女性ホルモンの分泌低下とされている。つまり、生殖器官（性腺）の老化が骨の老化も引き起こしているといえる。

では、その関係は、生殖器官から骨への一方的な影響だけで成り立っているのだろうか？骨も生殖器官に影響を及ぼしているのではないか？この疑問を抱いたのが、ジェラール・カーセンティ博士だった。（Part 1 参照）。

骨は、オステオカルシンというメッセージ物質を出して、記憶力を強化している。これと似たようなことが、生殖器官でも起こっているのではないかとカーセンティ博士は考えたのだ。

そこで、オスのマウスから、テストステロンをつくり出す細胞を取り出して培養し、オステオカルシンを加える実験を行った。テストステロンは、男性の生殖器官である精巣でつくられ、精子の形成に欠かせない重要なホルモンである。実験の結果、オステオカルシンを加えるとテストステロンが非常に多くつくられることが分かった。ま

3) Guidi N, et al: EMBO J. 2017; 36: 840-853

精巣で精子が生み出される様子

画像：甲賀大輔博士・旭川医科大学/NHK

精巣で精子が生み出されるところを捉えた顕微鏡写真。オステオカルシンには、精子の量などをコントロールするテストステロンという男性ホルモンを増やす働きがある。

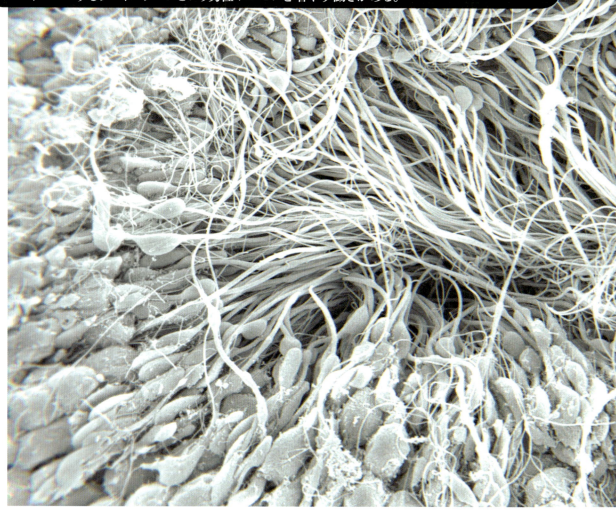

た、正常なオスのマウスにオステオカルシンを注射すると、血液中のテストステロン濃度が大きく上昇した。

さらに、オステオカルシンをつくれないオスのマウスと正常なメスのマウスを交配させたところ、正常なマウス同士で交配させた場合に比べ、妊娠の頻度が低下し、1回の出産で多く生まれるはずの子どもの数は少なかった[4]。

このように、オステオカルシンがないと、オスのマウスの生殖機能、つまり精力が明らかに低下することが示されている。骨はメッセージ物質によって精力もコントロールしているのだ。

オステオカルシンが、記憶力アップのみならず、筋力アップ、精力アップといった複数の役割をこなしていることには驚かされる。それにオステオポンチンの免疫力増強作用を合わせてみると、いずれも若々しさを維持、あるいは回復する働きを担っていることが分かる。骨は、単に体を支えるだけではなく、メッセージ物質によって全身の若さをコントロールするというダイナミックな役割を持っており、そのことが研究によって次々と明らかになってきているのだ。

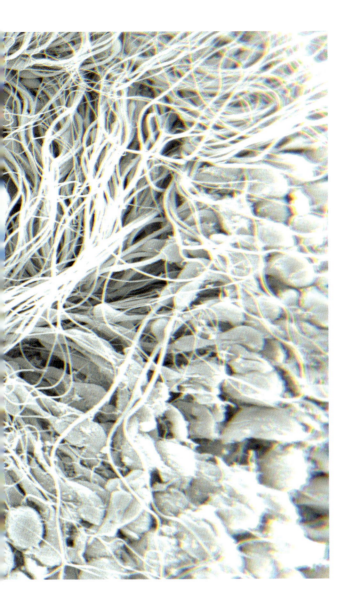

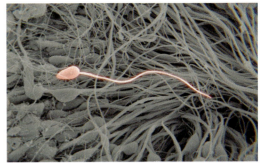

精子の頭と尻尾がはっきりと映し出されている。

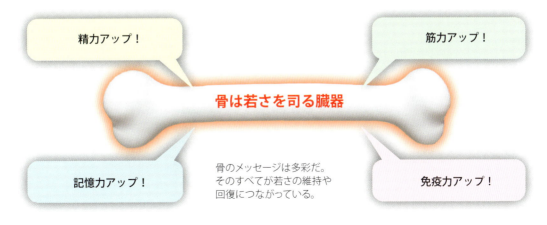

精力アップ！　筋力アップ！
骨は若さを司る臓器
記憶力アップ！　免疫力アップ！

骨のメッセージは多彩だ。そのすべてが若さの維持や回復につながっている。

4) Oury F, et al.: Cell. 2011; 144: 796-809

骨のメッセージ物質オステオポンチンによる免疫力アップ（CG）

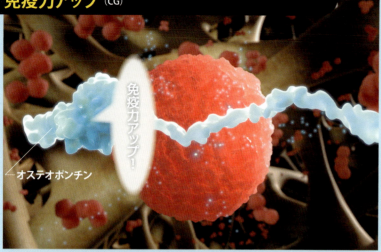

1.
骨が放出するメッセージ物質オステオポンチンは「免疫力をアップせよ！」というメッセージを携えている。

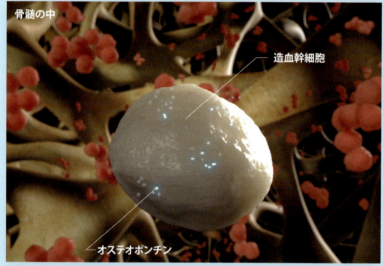

2.
骨髄には免疫細胞のもとになる細胞（造血幹細胞）がいる。そこにオステオポンチンがやってくる。

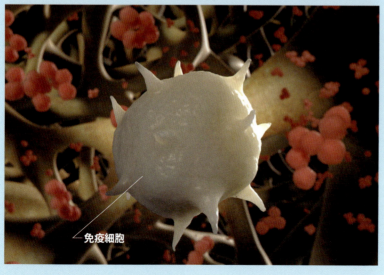

3.
オステオポンチンが存在する環境では、造血幹細胞が正常に機能して免疫細胞になる。

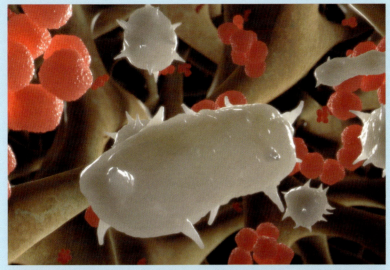

4.
分裂して増殖しようとする免疫細胞。

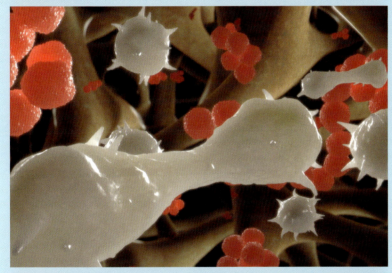

5.
活発に増殖する免疫細胞。

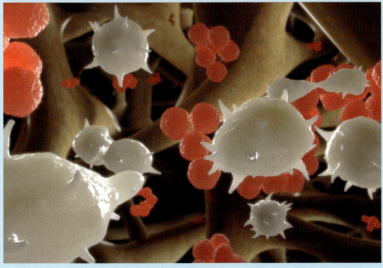

6.
オステオポンチンのメッセージにより免疫細胞が増殖し、免疫力が強化される。

Part 3
骨を強く保つカギ ―もう1つのメッセージ物質―

骨は他の臓器に向けてメッセージ物質を発信しているだけでなく、自らにもメッセージを送り、自身の強さを決めている。骨は古くなったり傷ついた部分を日々修復して強度を高めており、それをコントロールしているのが、骨が自らに出すメッセージ物質だ。

手掛かりは南アフリカの難病

　骨は全身にさまざまなメッセージを発しているが、メッセージが向かう先は他の臓器だけではない。実は、骨は自らにもメッセージを出し、自身の強さを決めている。骨を強くするメッセージ物質とは、一体どのようなものなのだろうか――。

　手掛かりは、南アフリカのある地域に多く発症している難病の研究から得られた。その難病は、骨が異常に増え続ける病気で、「硬結性骨化症」と名づけられている。

　この病気が最初に発見されたのは1958年。これまでに、わずか80例ほどの症例しか見つかっておらず、南アフリカのアフリカーナーと呼ばれる人々に集中的に発症してきた。アフリカーナーというのは、17世紀半ばから南アフリカに入植してきたオランダ系移民を主体とする白人の民族集団だ。硬結性骨化症が発症する原因となる遺伝子異常の頻度がアフリカーナーでは高く、約140人に1人と推測されている[5]。ただし、遺伝子の異常があったからといって、必ず発症するというわけではない。

骨が異常に増え続ける！

　ティモシー・ドレイヤーさんも、硬結性骨化症に苦しんでいる患者の1人。ドレイヤーさんと健康な人の頭蓋骨をMRI（磁気共鳴画像装置）で撮影した画像で比べると、その差は歴然だ。ドレイヤーさんの頭蓋骨は著しく厚くなっている。（P130～131参照）。亡くなった別の硬結性骨化症患者の頭蓋骨を見ても、その厚さは際立っている。（P132参照）。

　硬結性骨化症は、頭蓋骨が増え続けてしまうため、内側にある脳を圧迫し、聴覚や視覚の

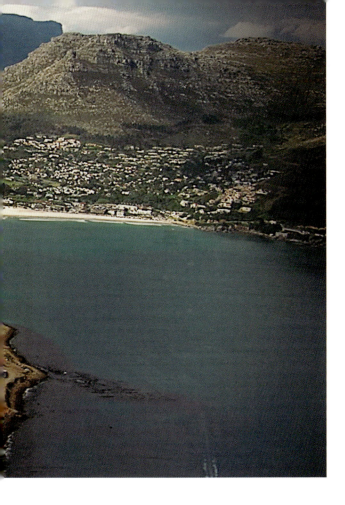

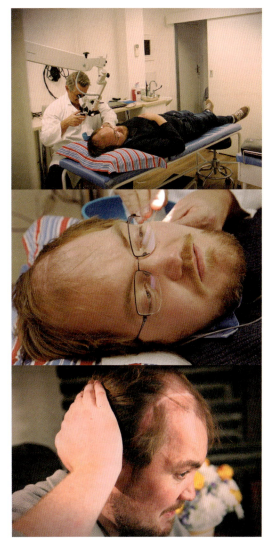

神経に障害を起こすだけでなく、放っておくと生命も脅かされる深刻な病気だ。そのため、ドレイヤーさんはこれまでに4年に1度の周期で合計3度にわたって頭蓋骨を外し、厚くなった骨を内側から削る手術を受けてきた。

「初めての手術は8歳のときでした。本当につらい手術です。頭蓋骨を開けた後は動くどころか、しゃべることすらできません。これが最後の手術になってほしいと毎回祈っています」とドレイヤーさんは胸中を明かす。

異常な骨の増殖は全身に及ぶが、特に障害が起きやすいのは、頭蓋骨、下の顎、手足にある長骨で、顔面や指が変形することもある。

骨形成のブレーキ役スクレロスチン

なぜ、ドレイヤーさんの骨は増え続けてしまうのか――。その原因となる物質を発見したのは、

硬結性骨化症は南アフリカのある地域に多く発症している骨の難病だ。患者の1人、ティモシー・ドレイヤーさんは、小さい頃からこの難病に苦しめられてきた。頭部の傷は手術跡。

ドレイヤーさんの主治医ハーマン・ハメルズマ博士だ。ハメルズマ博士は過去50年近くにわたってこの難病の解明に挑み続け、2001年、ついに骨が出す、あるメッセージ物質にたどり着いた。その名は「スクレロスチン」。硬結性骨化症患者の体内では、遺伝子の異常によってスクレロスチンというメッセージ物質が欠如していることを突き止めた。

特殊な顕微鏡で骨の内部を観察した世界初

5) Appelman-Dijkstra NM, Papapoulos SE: Endocrine. 2016; 52: 414-426

ドレイヤーさんの頭部の MRI 画像   画像：Herman Hamersma,Ph.D.

下の写真で緑色に示した部分が骨。頭蓋骨が異常に厚くなっているため、内側にある脳が圧迫されている様子が確認できる。

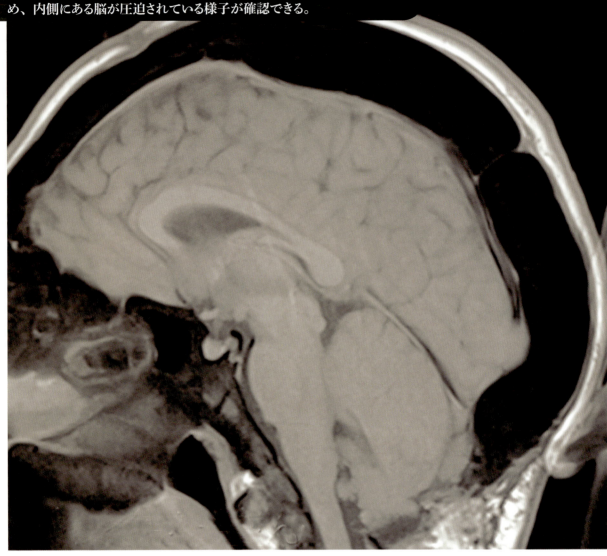

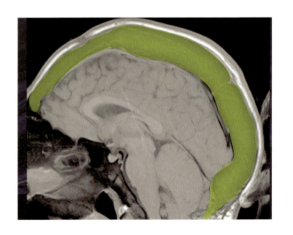

の映像では、スクレロスチンを含むと考えられる物質を緑色の小さな粒として捉えている。(P136〜137参照)。スクレロスチンが発するメッセージは「骨をつくるのをやめよう！」というもの。骨はこのメッセージを自らに発信し、骨の形成に対してブレーキをかける役目を果たしている。硬結性骨化症患者の体内ではスクレロスチンがつくられないために、このブレーキが利かず、骨がどんどん増え続けてしまうのだ。

　ハメルズマ博士らによるスクレロスチン発見の

健康な人の頭部のMRI画像

画像：Herman Hamersma,Ph.D.

下の写真で緑色に示した頭蓋骨は、ドレイヤーさんに比べて明らかに薄い。ドレイヤーさんの頭蓋骨が著しく厚いことがよく分かる。

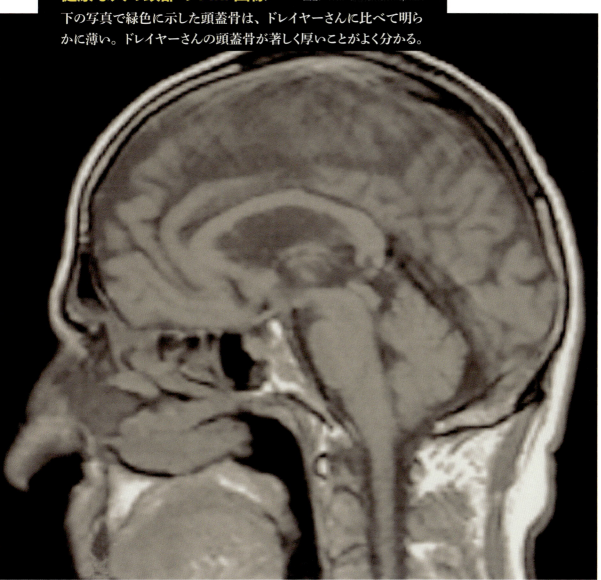

ニュースは、医学界に衝撃をもって迎えられた。「謎の病気の研究から、体内の骨の量をコントロールする物質が特定できるとは、全くの予想外でした」とハメルズマ博士は話す。

　ドレイヤーさんのケースと対照的なのが、Part1で紹介した元自転車選手のブレイク・コールドウェルさんだ。20歳代半ばの若さで80歳代の高齢者並みに骨量が低下していたのだが、その原因としてスクレロスチンが大量に発生し、骨の形成が大きく損なわれていたと考えられる。

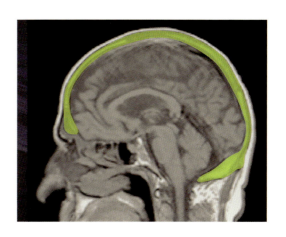

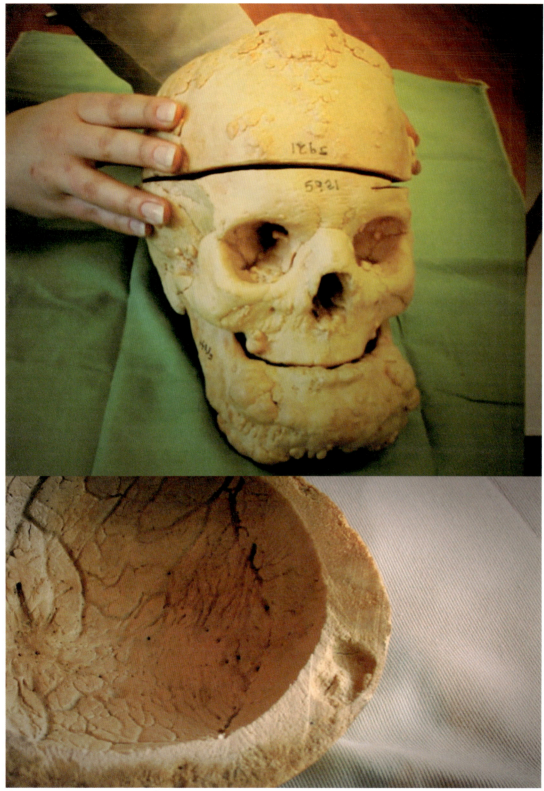

亡くなった硬結性骨化症患者の頭蓋骨。下の顎の変形とともに、頭蓋骨の厚みが増している。頭蓋骨が増え続けるため脳は圧迫され、聴覚や視覚に障害を引き起こす。

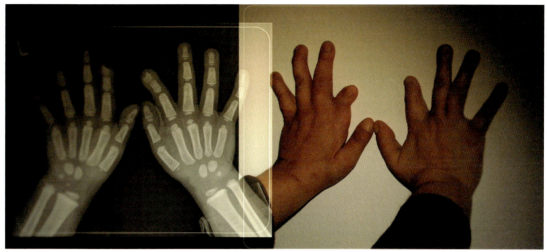

硬結性骨化症では骨が異常に増えるため、頭部や下の顎、指などが変形する。

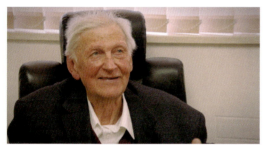

ドレイヤーさんの主治医であるハーマン・ハメルズマ博士は、50年近くにわたって、硬結性骨化症の解明に取り組み続けてきた。

骨粗しょう症治療に生かす

スクレロスチンの発見は硬結性骨化症の原因解明を進めたが、影響はそれだけにとどまらない。いま、高齢者に多発する骨粗しょう症への新しい治療薬となる可能性に、大きな注目が集まっている。

これまで、骨粗しょう症に対して使用される薬剤の多くが「骨の破壊を抑える」というものだった。そこに、「新しく骨をつくる」治療薬として期待されているのがスクレロスチン阻害薬だ。スクレロスチンは、骨に存在する細胞の90％以上を占める骨細胞でつくられ、骨の形成を担う「骨芽細胞(こつがさいぼう)」に「骨をつくるのをやめよう！」というメッセージを送り、骨の形成にブレーキをかける。スクレロスチン阻害薬は、骨の形成に対するブレーキを外すため、「新しく骨をつくる」ことが期待できるというわけだ。これまでの骨破壊を抑制する治療に加え、骨形成を促進することができれば、治療効果のレベルアップが見込めるのだ。

世界的に骨粗しょう症が問題となっている中、急速に高齢化が進む日本でも骨粗しょう症患者

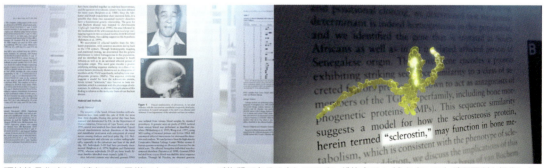

硬結性骨化症は、遺伝子の異常によってメッセージ物質であるスクレロスチンが体内でつくられないことが原因だと報告した、ハメルズマ博士らの論文。

Brunkow ME, et al: Am J Hum Genet. 2001; 68: 577-589

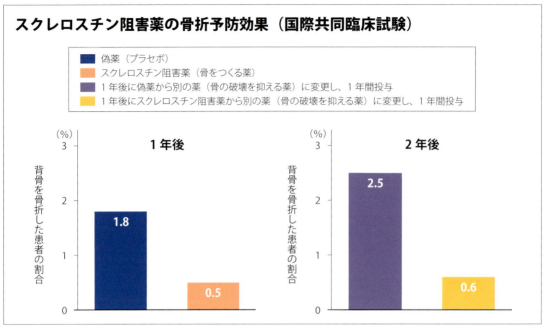

Cosman F, et al: N Engl J Med. 2016; 375: 1532-1543

は増加しており、「骨粗鬆症の予防と治療ガイドライン 2015 年版」によれば、40 歳以上の日本人患者は推計 1,280 万人に達している。50 歳以上の女性の 3 人に 1 人が罹患している病気に、有効な新薬が加われば、その影響は極めて大きいに違いない。

近年、スクレロスチン阻害薬の有効性が、認可前の臨床試験で相次いで報告されている。例えば、骨粗しょう症と診断された閉経後女性 436 人を対象とした臨床試験では、スクレロスチン阻害薬は 1 年間で骨量を大幅に増加させるという結果が出ており、既存の薬との比較でもその効果は優っていた[6]。

さらに、治療による骨量の増加が、骨折の予防につながるかどうかも検討されている。2016 年、骨粗しょう症の閉経後女性約 7,000 人を対象に、スクレロスチン阻害薬の骨折予防効果を検証した臨床成績が報告された。

この臨床試験では患者を 2 つのグループに分け、一方にはスクレロスチン阻害薬を、もう一方には効果のない偽薬（プラセボ）を、それぞれ毎月 1 回皮下注射し、1 年間経過を観察した。その結果、スクレロスチン阻害薬を注射したグループのほうが、背骨の骨折の頻度が明らかに少なかった。

両グループは、その後、既存の薬（骨の破壊を抑える薬）に変更して 1 年間治療が行われているが、スクレロスチン阻害薬の骨折を予防する効果は持続した[7]。

また、男性の骨粗しょう症患者を対象とした別の試験も行われたが、スクレロスチン阻害薬は偽薬に比べ骨量を大幅に増加させた。いずれの試験においても、スクレロスチン阻害薬による副作用の増加は認められなかったという。

それにしても、科学の世界は意外性に満ちている。スクレロスチンという骨のメッセージ物質は、症例数が 80 例ほどのごくまれな難病の研究から見出された。それがいまや、世界中で 2 億人以上ともいわれる骨粗しょう症患者に恩恵をもたらす治療薬の開発へと結びついている。メッセージ物質のつぶやきに耳を澄ますことが、いかに重要かを示す好例といえるだろう。

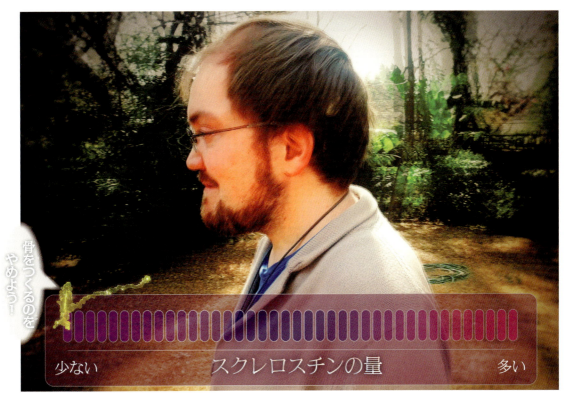

ドレイヤーさんの場合、骨の形成に対してのブレーキ役であるスクレロスチンが体内に全くないため、骨が増え続ける。

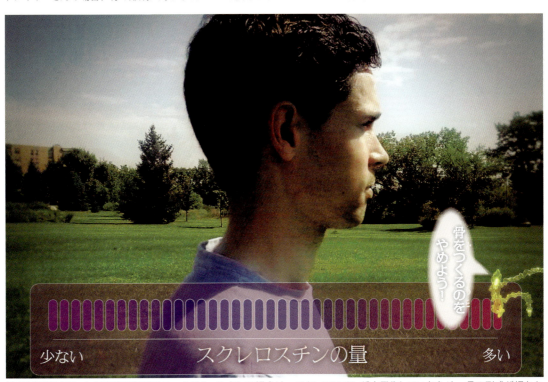

骨が減り続けていた元自転車選手のコールドウェルさんの場合は、スクレロスチンが大発生していたため、骨の形成が損なわれていたと考えられる。

6) Langdahl BL, et al. Lancet. 2017; 390: 1585-1594　　7) Cosman F, et al: N Engl J Med. 2016; 375: 1532-1543

スクレロスチンを含むと考えられる物質を捉えた、世界初の顕微鏡映像

画像：Sarah Dallas,Ph.D.,University of Missouri

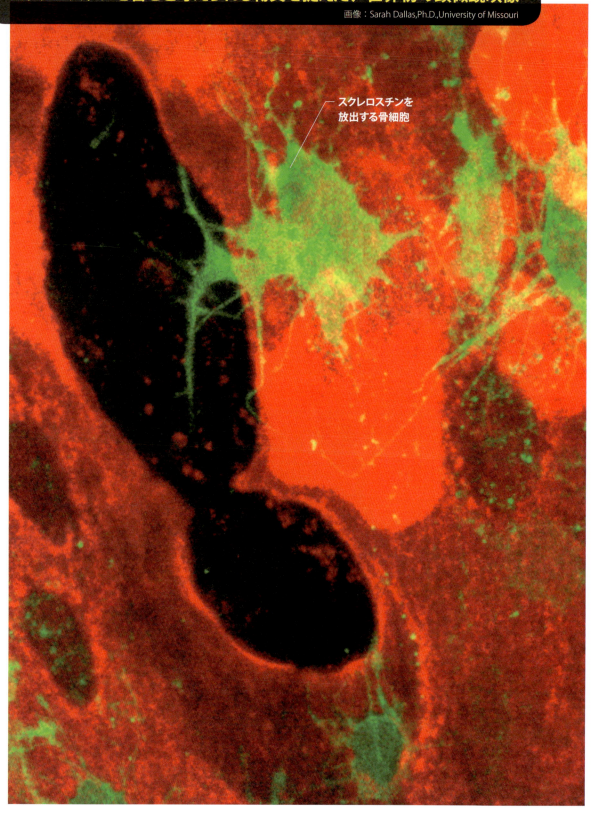

スクレロスチンを放出する骨細胞

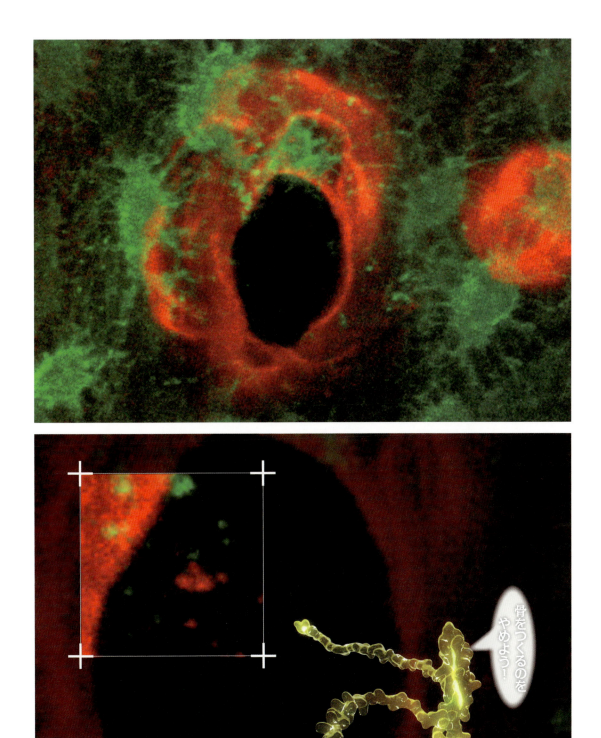

四角に囲まれた部分の緑色に着色された小さな粒に、骨が発するメッセージ物質スクレロスチンが含まれていると考えられている。スクレロスチンは「骨をつくるのをやめよう!」というメッセージを携えている。

骨の形成のブレーキ役であるスクレロスチン (CG)

骨は全身の臓器にメッセージを発信しているだけではなく、自身に向けてもメッセージを届けている。そのメッセージ物質スクレロスチンは「骨をつくるのをやめよう!」と自らに語りかけ、骨が異常に増えないようにコントロールしている。

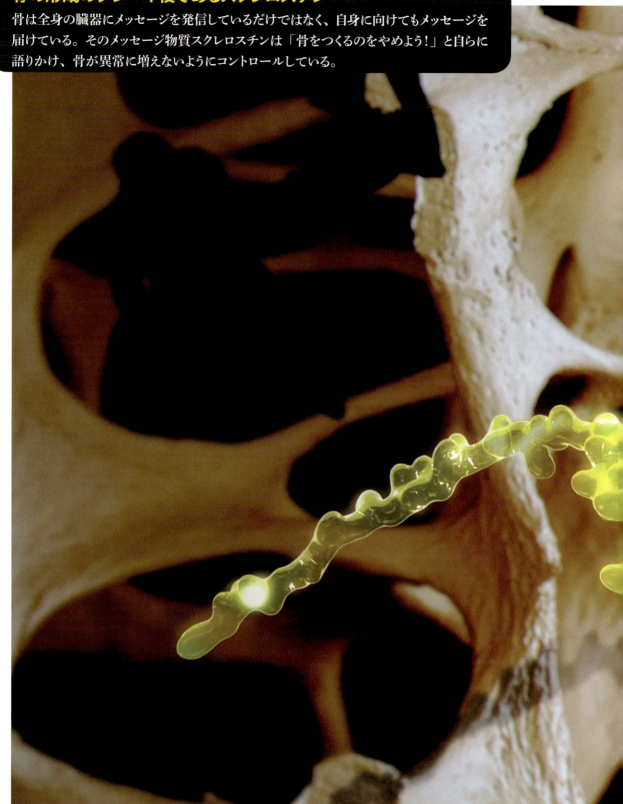

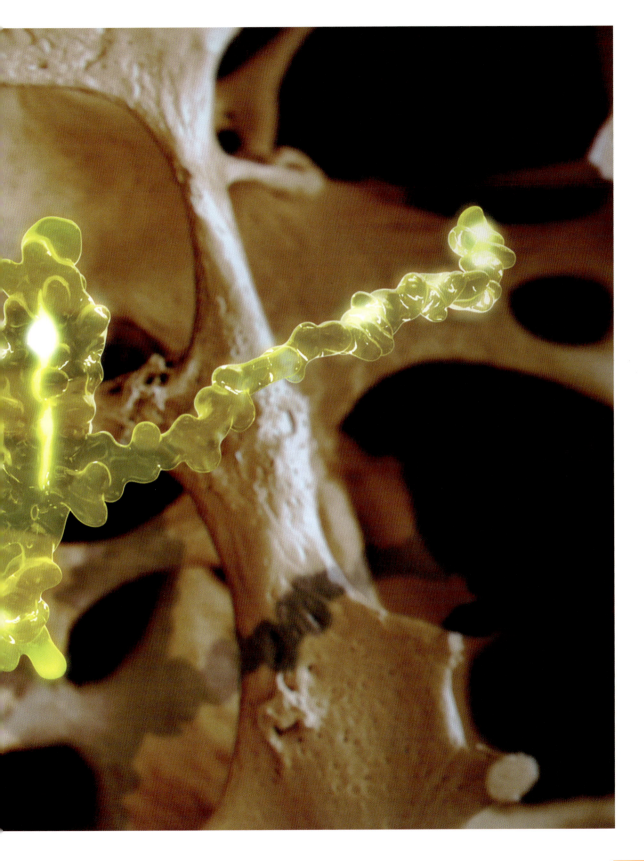

Part 4 骨の破壊と形成
―ミクロの世界で何が起きているのか―

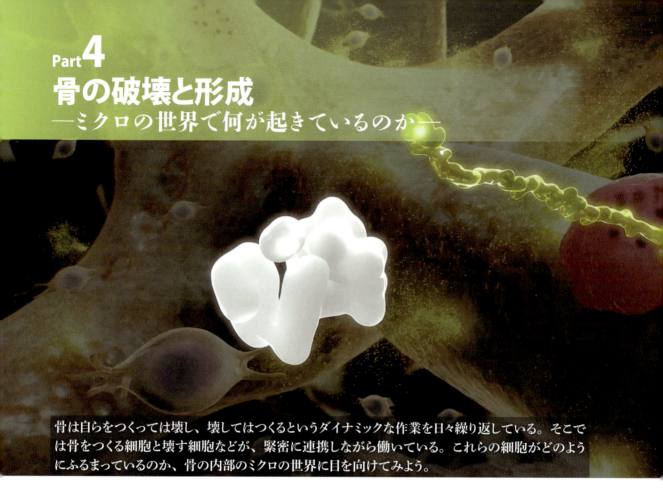

骨は自らをつくっては壊し、壊してはつくるというダイナミックな作業を日々繰り返している。そこでは骨をつくる細胞と壊す細胞などが、緊密に連携しながら働いている。これらの細胞がどのようにふるまっているのか、骨の内部のミクロの世界に目を向けてみよう。

骨は日々生まれ変わる

　人の体を支えている骨格は、約200個の骨からつくられている。一見静かにじっとしているように見えるこれらの骨は、実は古い骨から新しい骨へと日々生まれ変わっている。どんどん体が大きくなる成長期だけでなく、成人してからも骨は生まれ変わり、生涯にわたって繰り返される。全身の骨の3～6%は常につくり替えが行われており、3～5年で全身の骨はすべて新しく生まれ変わるという。

　つくり替えが必要なのは、骨が古くなると弾力性を失ってもろくなるためだ。骨は生まれ変わることにより、しなやかさと強さ、つまり若さを取り戻す。

　もう1つ、骨にはカルシウムを全身に送り出す役割もある。カルシウムの99%は骨と歯に蓄えられ、残りの1%が血液や組織に存在する。この1%のカルシウムが、出血を止めたり、神経の伝達を助けたり、筋肉を動かすときに利用されたりするなど、重要な働きを担っている。血液中には常に同じ量のカルシウムが必要であるため、不足しているときは、骨は自らをいったん壊して補う仕組みになっている。

　こうした骨の破壊と形成を担っているのが、骨を壊す「破骨細胞」と、骨をつくる「骨芽細胞」である。

破骨細胞と骨芽細胞

　破骨細胞は、骨髄でつくられる血液細胞が骨の中で変化してできる細胞だ。古くなった骨のカルシウムやコラーゲンを酸や酵素で溶かす働きを担う。破骨細胞は活発に動きながら、骨を溶かしてカルシウムを取り出す。取り出された

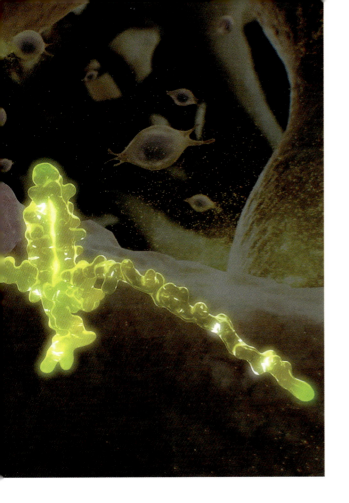

に入って「骨細胞」になり、残りは骨の表面で休止状態になる。

　骨の形成におけるアクセル役とブレーキ役のメッセージ物質を出しているのが、この骨細胞だ。骨をつくり替える必要が生じると、骨細胞は「骨をつくって！」と呼びかけるアクセル役のメッセージ物質を出し、それによって骨芽細胞が活動を再開する。十分な骨ができたら、今度は骨細胞が「骨をつくるのをやめよう！」と語りかけるブレーキ役のスクレロスチンを出し、骨芽細胞の活動が停止する。

　このような骨の破壊と形成は、まるで道路や建物の修復工事を行う建設現場のようだ。そして、破骨細胞、骨芽細胞、骨細胞の緊密な連携によって、骨のつくり替えは成り立っている。

骨芽細胞の多彩な役割

　骨芽細胞は、「骨をつくる」という重要な働きを担っているが、役割はそれだけにとどまらない。Part1、2で紹介したように、骨は若さを呼び覚ますいくつものメッセージを出している。例えば、記憶力、筋力、精力を増強するメッセージはオステオカルシン、免疫力を増強するメッセージはオステオポンチンが運ぶ。

　実は、この2つのメッセージ物質を各臓器に送り出しているのが、骨芽細胞なのである。骨芽細胞は複数の役割をこなし、若さを保つように働く重要な細胞だったのだ。

カルシウムは血管を通って全身に運ばれる。

　破骨細胞が骨を壊していくと、骨芽細胞がやって来て新たに骨を形成する。骨芽細胞は、破骨細胞が骨を壊したことによってできた骨の穴に集まり、骨の材料となるコラーゲンなどを分泌し、それにリン酸カルシウムが沈着して修復される。役目を終えた骨芽細胞の一部は骨の中

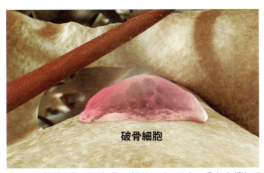

破骨細胞

古くなったり、傷ついた骨の部分にくっつき、それを壊してカルシウムを取り出す破骨細胞（CG）。

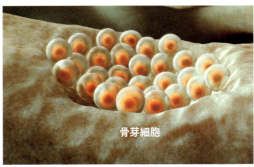

骨芽細胞

破骨細胞が骨を壊した後、それを修復する役割を担う骨芽細胞（CG）。

骨の建設 1 (CG)

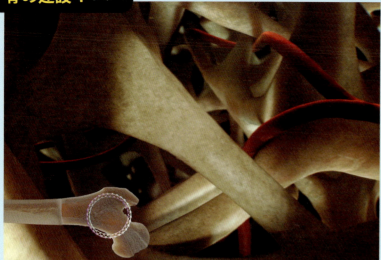

1. 洞窟のような骨の内部。カルシウムを主成分とする骨の柱や赤い血管が絡み合うように広がっている。（実際の骨の内部は細胞で詰まっている）。

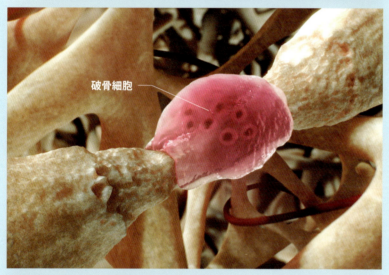

2. 古くなったり、傷ついた骨の表面に破骨細胞が取りつく。

破骨細胞

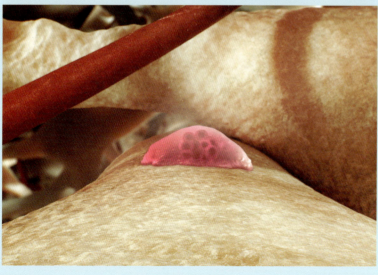

3. 骨を壊す細胞である破骨細胞は複数の核を持ち、アメーバのような形をしている。

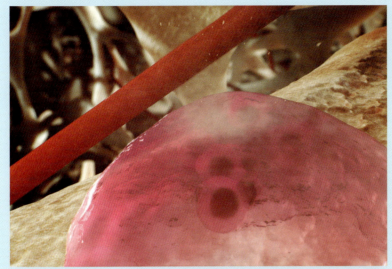

4.
破骨細胞は骨のカルシウムを
いったん取り込む。

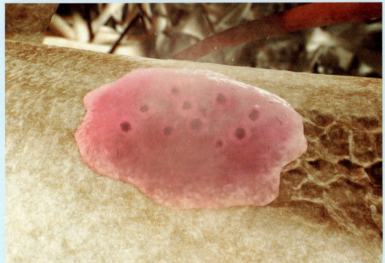

5.
取り込んだカルシウムを粉々にし
て外に吹き出していく。

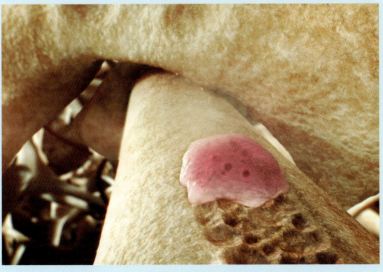

6.
破骨細胞が骨を壊した部分は穴
が空いている。

骨の建設 2 (CG)

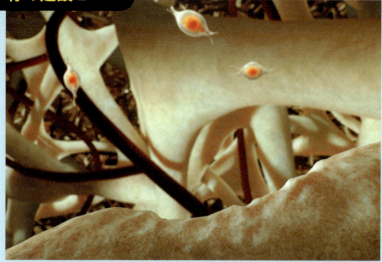

7.
骨をつくる骨芽細胞の前身となる細胞が現れた。

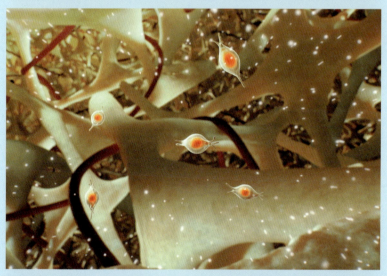

8.
細胞たちの間を物質が漂っている。

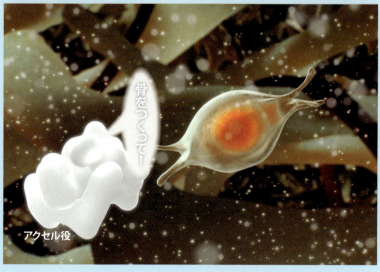

9.
それは骨細胞が出すメッセージ物質だ。この物質は「骨をつくって！」というメッセージを携えており、骨の形成におけるアクセル役を担っている。

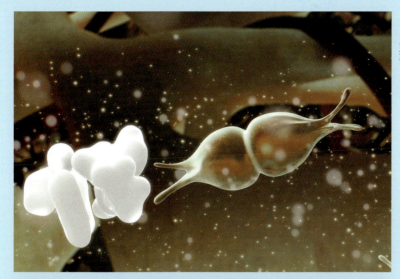

10.
メッセージを受け取った細胞は変化し始める。

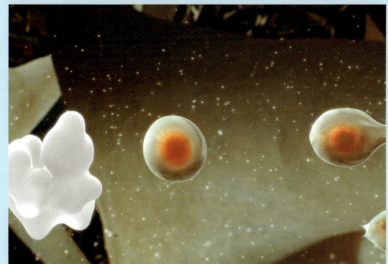

11.
そして、小さな丸い細胞がつくられる。

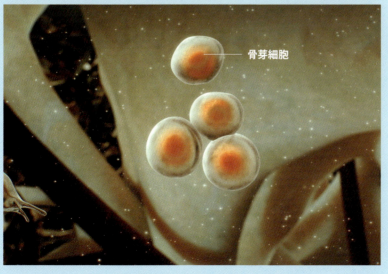

12.
この丸い細胞が、骨をつくる骨芽細胞だ。

骨芽細胞

骨の建設3 (CG)

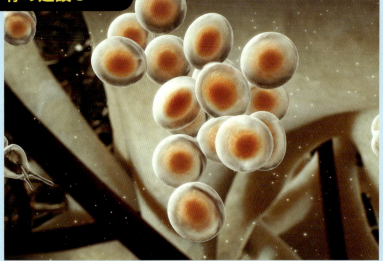

13.
たくさんの骨芽細胞が向かう先は——。

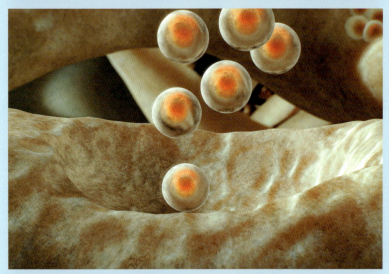

14.
破骨細胞が骨を破壊したことでできた穴。

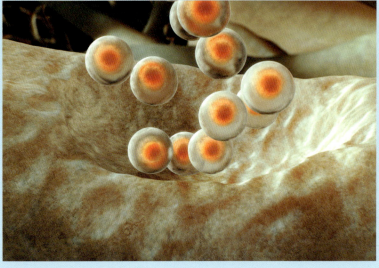

15.
穴となった部分に、骨芽細胞が次々と集まっていく。

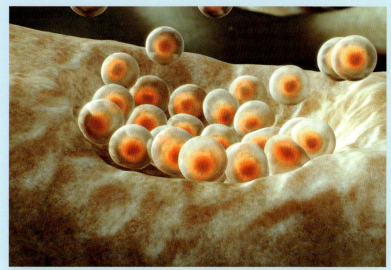

16.
穴に収まり始める骨芽細胞。

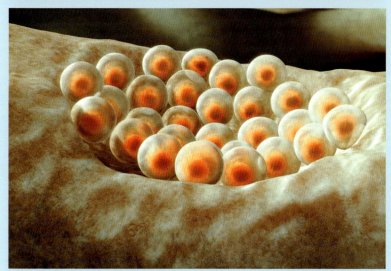

17.
穴に収まった骨芽細胞。

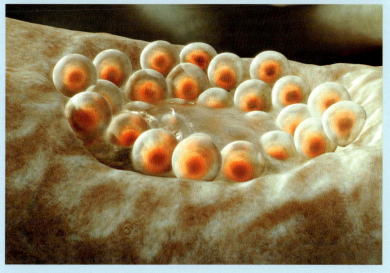

18.
骨芽細胞がどろどろとした粘液のようなものを出し始めた。

骨の建設 4 (CG)

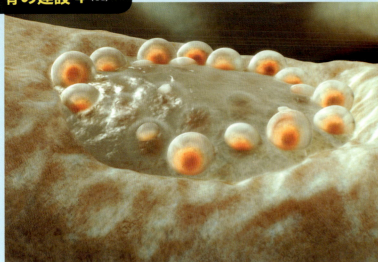

19.
粘液のようなものは、骨の材料となるコラーゲンなどのたんぱく質だ。

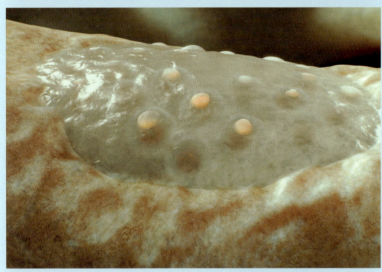

20.
穴は、骨芽細胞が出したたんぱく質で満たされた。

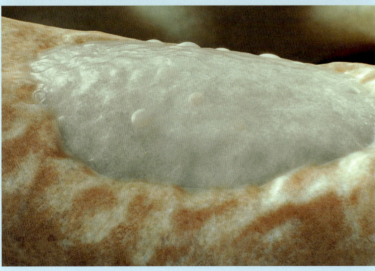

21.
このたんぱく質にリン酸カルシウムが沈着し、骨が修復される。まるでセメントで固めたようだ。

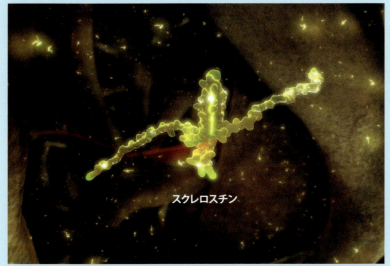

22. 別のメッセージ物質が漂い始めた。骨形成のブレーキ役であるスクレロスチンだ。

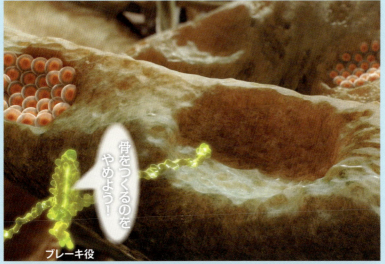

23. スクレロスチンは「骨をつくるのをやめよう!」というメッセージを発する。

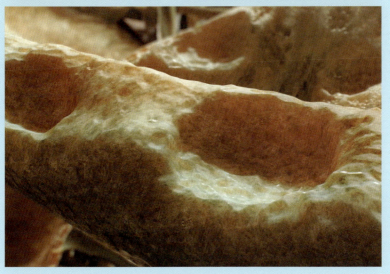

24. すると骨芽細胞の数が減り、骨の建設は休止状態に入る。

骨の建設 5 (CG)

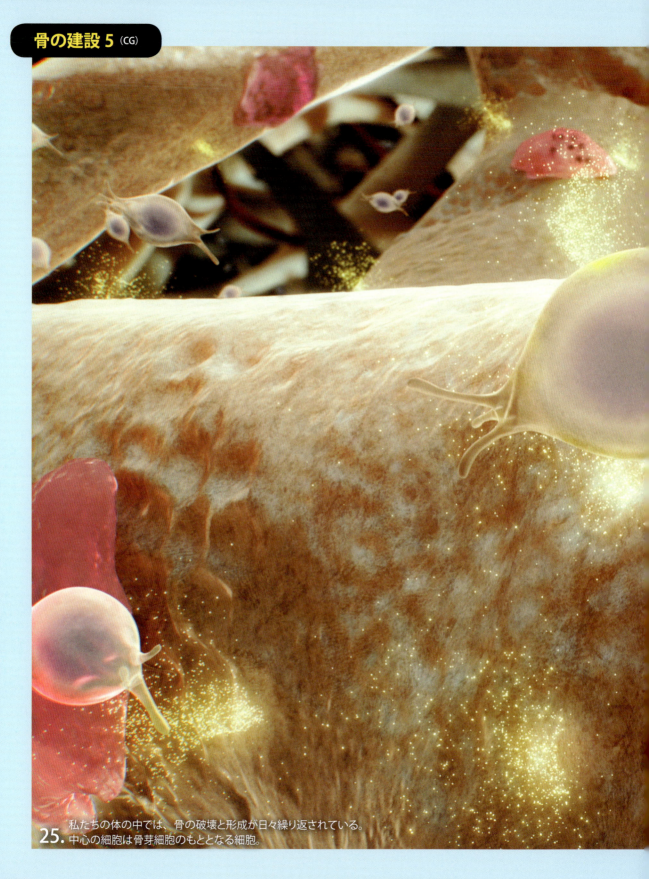

25. 私たちの体の中では、骨の破壊と形成が日々繰り返されている。中心の細胞は骨芽細胞のもととなる細胞。

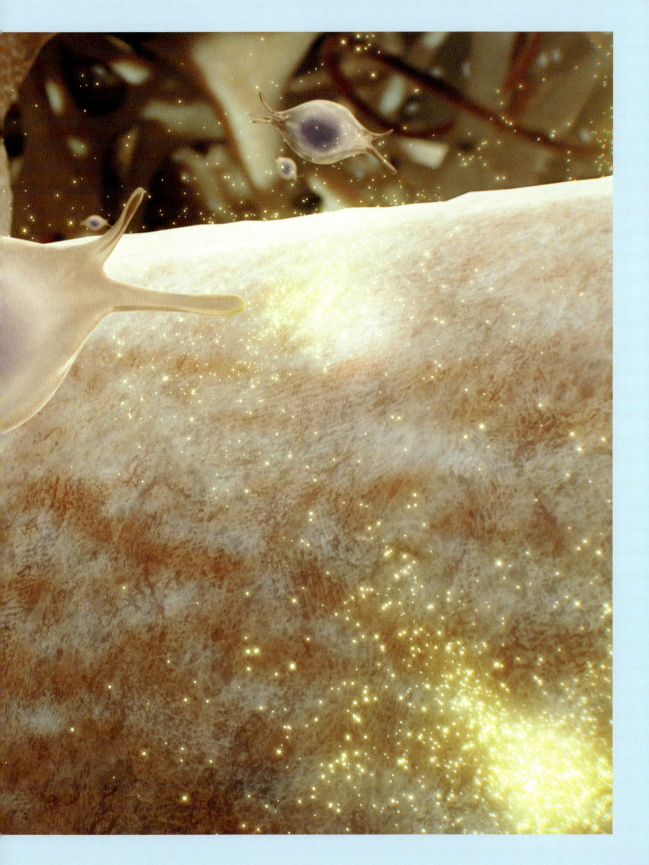

骨の建設 6 (CG)

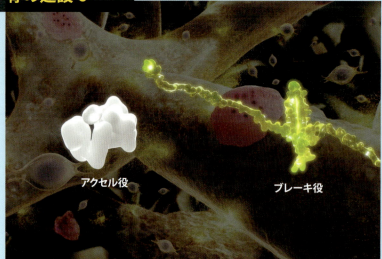

26.
骨形成のアクセル役とブレーキ役のメッセージ物質は、一体どこから来るのだろうか？

アクセル役　　ブレーキ役

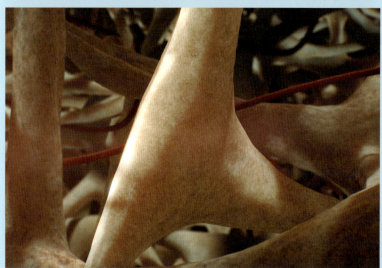

27.
骨の内部をのぞいてみると――。

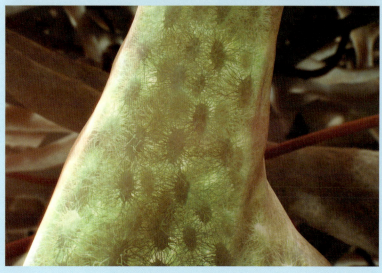

28.
骨の内部の柱には、全く別の細胞が潜んでいる。

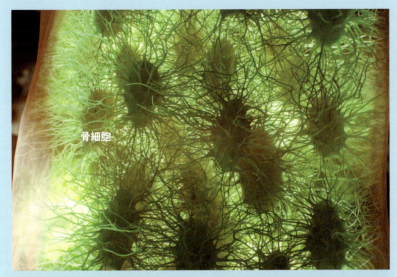

29.
この細胞が、骨細胞だ。実は硬い骨の内部に、メッセージ物質を送り出す細胞がいる。

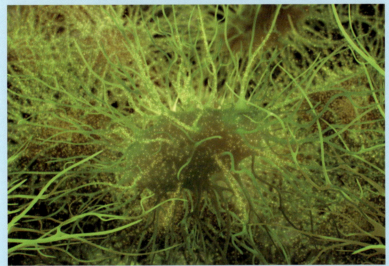

30.
骨細胞は突起を伸ばし、骨細胞同士や骨芽細胞とのネットワークを形成する。

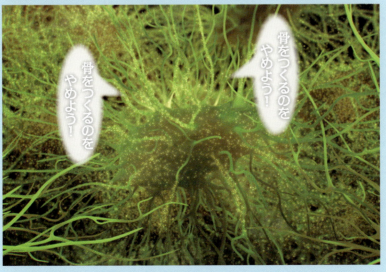

31.
この骨細胞が、骨形成におけるアクセル役とブレーキ役の両方のメッセージ物質を出して、骨の量を適正に保っている。いわば建設現場の監督のような細胞だ。

骨細胞

高精細の顕微鏡撮影で捉えた骨細胞。細胞1個の大きさはわずか0.02mm。カルシウムの柱を溶かす特殊な方法で撮影された。

画像：北海道大学 山本恒之博士

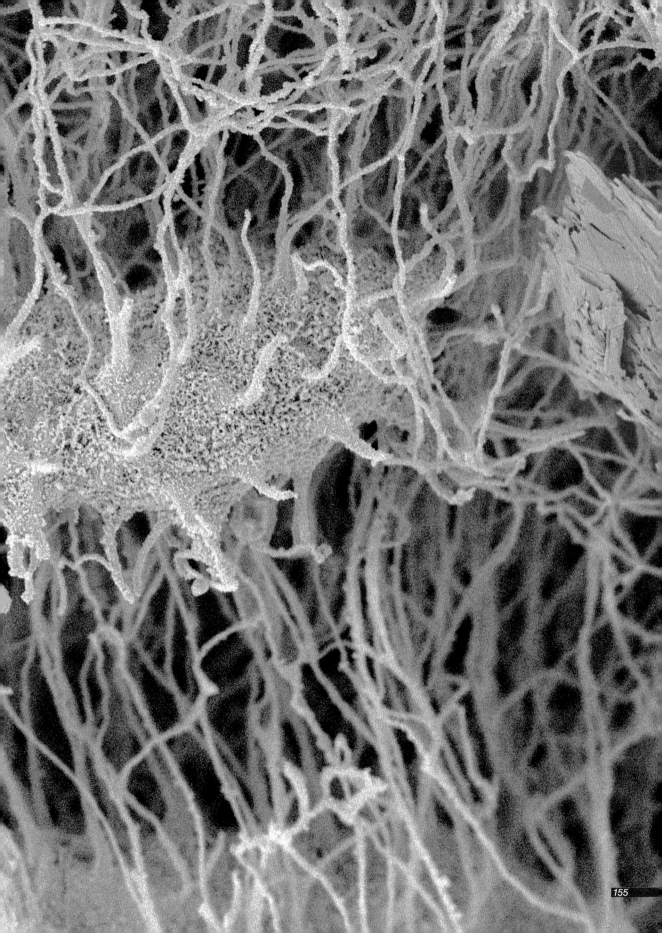
155

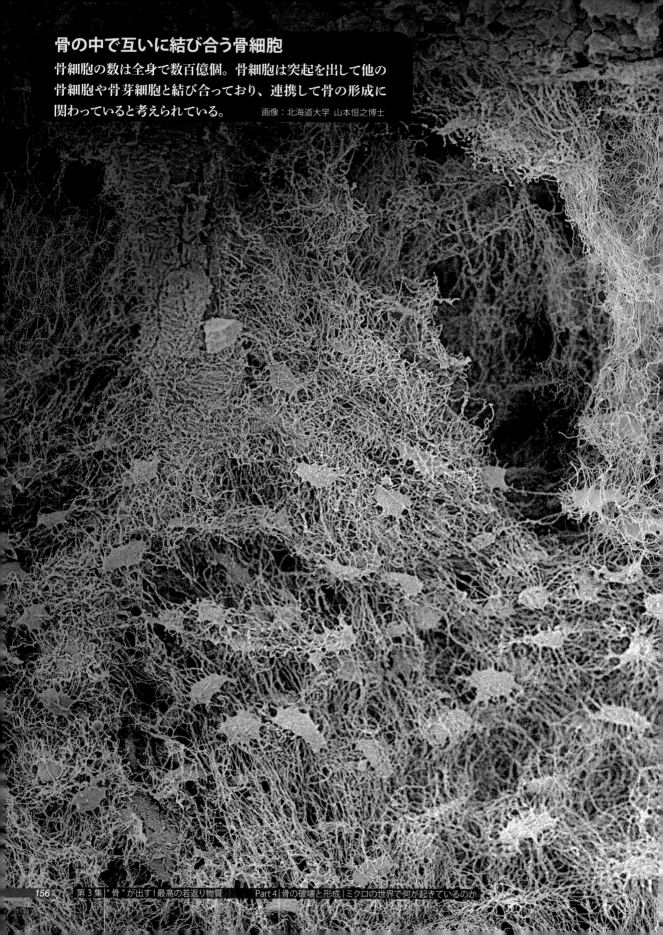

骨の中で互いに結び合う骨細胞
骨細胞の数は全身で数百億個。骨細胞は突起を出して他の骨細胞や骨芽細胞と結び合っており、連携して骨の形成に関わっていると考えられている。

画像：北海道大学 山本恒之博士

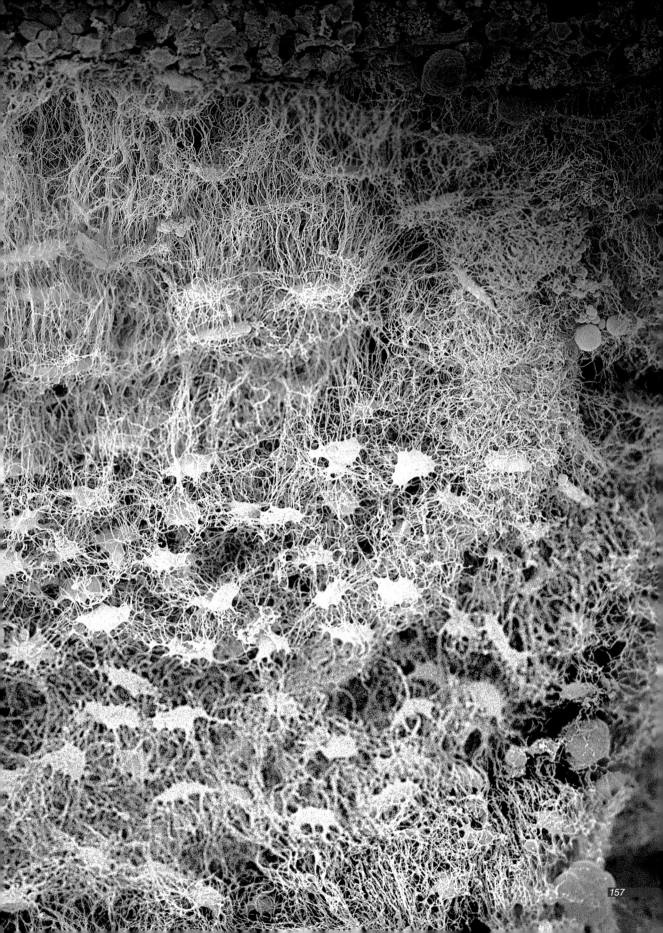

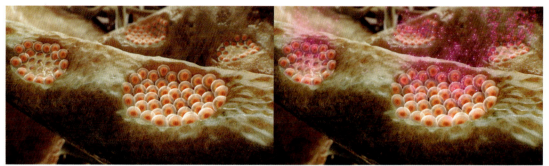

骨芽細胞は骨をつくるだけでなく、記憶力、免疫力、筋力、精力などを高めるメッセージも出している。

若さを司る臓器"骨" 驚異のミクロワールド

私たちの体全体の若さをコントロールする巧妙な仕組み。
体の中には、そんな不思議な世界が潜んでいた。

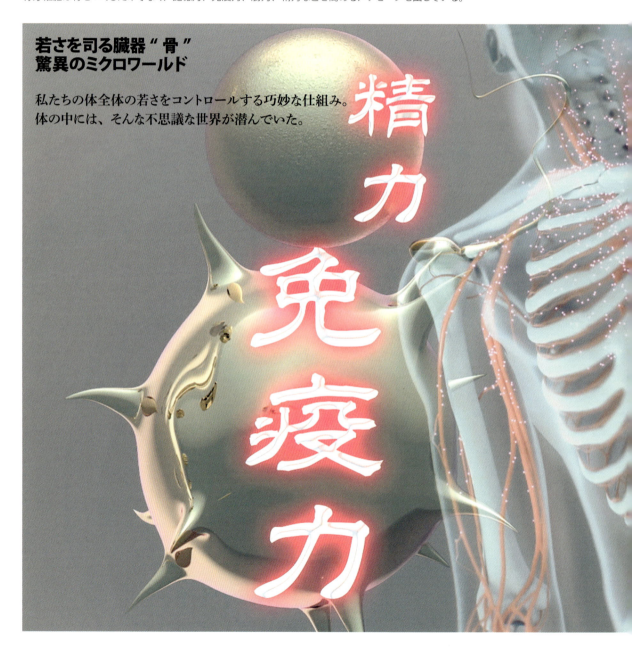

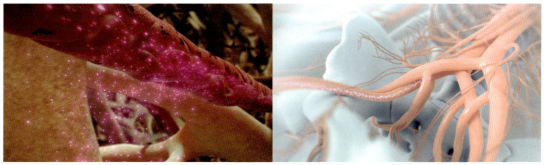

骨芽細胞の出すメッセージは血流に乗って、全身の臓器に送られていく。

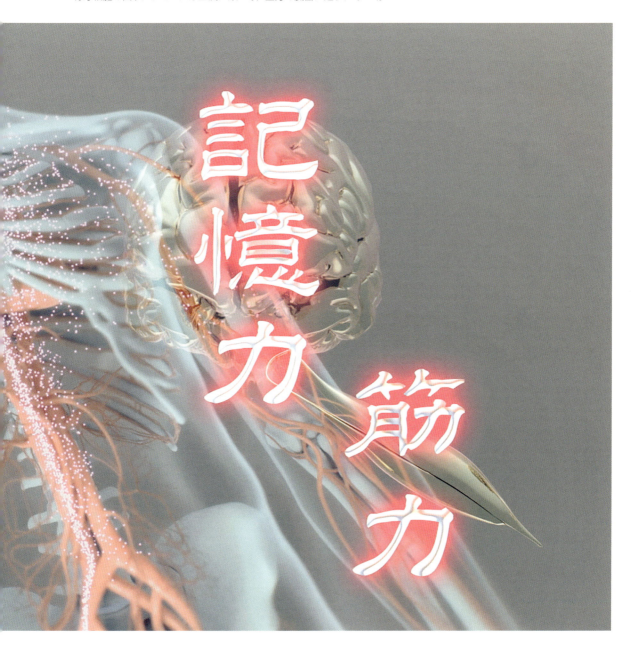

記憶力　筋力

骨の役割と構造

骨は、単に硬いだけの組織のように見える。しかし、骨の内部は、骨梁という小さな骨が縦、横、斜めに張り巡らされており、この構造が骨の強さを生んでいる。私たちの体を日々支え続け、守ってくれている骨は、一体どのような仕組みをつくり上げているのだろうか。

骨の役割

写真などで見る骨のイメージは、白くて硬いカルシウムの塊、といったところではないだろうか。しかし、その内部をのぞくと意外にもすき間がたくさんあり、さらに骨の中には多くの血管が走っている。

人の骨格は約200個の骨で構成されており、これらの骨格は、運動を行ったり体を支えたり保護したりする役割を担っている。骨がなければ人の体は重力に耐えられず、直立した姿勢を保つのは難しい。もちろん立つことだけではなく、座った状態、寝ている状態でも、骨は体を支えるのに欠かせない。また、脳は頭蓋骨に、心臓や肺は胸郭（胸骨・肋骨・脊柱など）に覆われており、大切な臓器が外部からの衝撃で損傷しないように守っている。さらに、骨には筋肉で生み出された力を伝達する役割もある。骨がテコの原理でいう「支点・力点・作用点」を形成することによって、筋肉の力は効率よく運動に変換される。

肌の上から骨を触ってみると硬く感じられるが、実際にはかなりの弾力性を持っており、そのおかげで、外部からの力が加わった場合でも折れずに耐えることができる。

巧みな骨の構造

骨の構造を見ると、骨の表面にある「骨膜」、その内側の「緻密骨」、さらに内側にある「海綿骨」という3つの層からなっている。

骨膜は、骨の関節部以外の外側を覆っている膜のこと。これは強靭な線維性の組織で、特に成長期の子どもの骨膜は厚く、破れにくい。

緻密骨は、硬くて密度の高い組織で、骨の強度を保ち、体を支える機能を持っている。

海綿骨は、スポンジ状の組織で、これは、「骨梁」という小さな骨の集合体となっている。骨梁は縦、横、斜めに張り巡らされ、互いに連結しており、この構造が骨の強度をさらに高めている。頑丈な木造建築は、柱が多く、その柱が多くの梁で連結されている。鉄筋コンクリートの建物でも、耐震性を高めるために、鉄骨の梁を斜めに追加している。これと同様に、骨梁が柱や梁のような機能を果たし、それを緻密骨で覆って、骨全体の強度を保つような構造になっている。

しかも、骨梁はでたらめに連結しているのではなく、その部位にかかる外力の方向に応じて組み上げられている。例えば、踵の骨は、アーチ状に骨梁が形成され、それによって負荷が和らげられることにより、全体重を支えられるようになっている。同じように、上半身の重量がかかる大腿骨の骨端の部分もアーチ状の骨梁が見られる。このアーチ状の構造は、橋などの建造物でよく使われている。

骨の構造

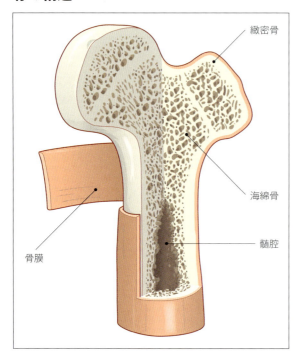

骨の内部構造

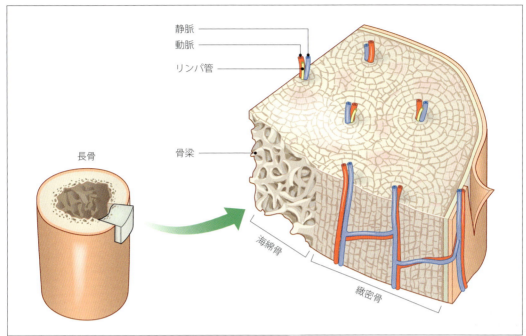

伊藤正裕／中村陽市（監修）『これでわかる！人体解剖パーフェクト事典』（ナツメ社）をもとに作成

　骨梁の構造はまた、軽量化にも大きな役割を果たしている。骨の内部をカルシウムで埋めると、非常に重たくなり、身動きが不自由になるし、骨自身も重くなった体重を支えるためにいっそう強度を高めなければならないというジレンマに陥る。この問題を、骨は骨梁というスポンジ状の構造を持つことによって解決しているのだ。

　さらに、骨の成分も強度に影響していると考えられる。実は骨の成分はカルシウムだけではなく、コラーゲンというたんぱく質などとの組み合わせによってできている。そして、このコラーゲンが、骨に強さと同時に弾力性ももたらしている。

　上腕骨や大腿骨など長大な形状を持つ骨には、海綿骨のさらに内側に「髄腔」という空間がある。髄腔は骨髄という柔らかい組織で満たされており、ここで赤血球などの血液細胞がつくられている。

　このように、骨はさまざまな機能を果たすために、巧みな構造をつくり上げ、私たちの体を守っている。

骨梁の断面

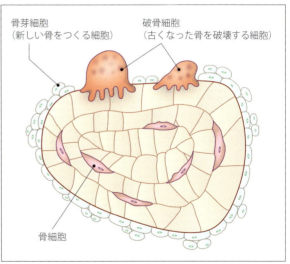

伊藤正裕／中村陽市（監修）『これでわかる！人体解剖パーフェクト事典』（ナツメ社）をもとに作成

参考資料
深代千之（監修）『骨・関節・筋肉の構造と動作のしくみ』（ナツメ社）
坂井建雄／橋本尚詞『ぜんぶわかる人体解剖図』（成美堂出版）
伊藤正裕／中村陽市（監修）『これでわかる！人体解剖パーフェクト事典』（ナツメ社）

Part 5
衝撃が骨を強くする

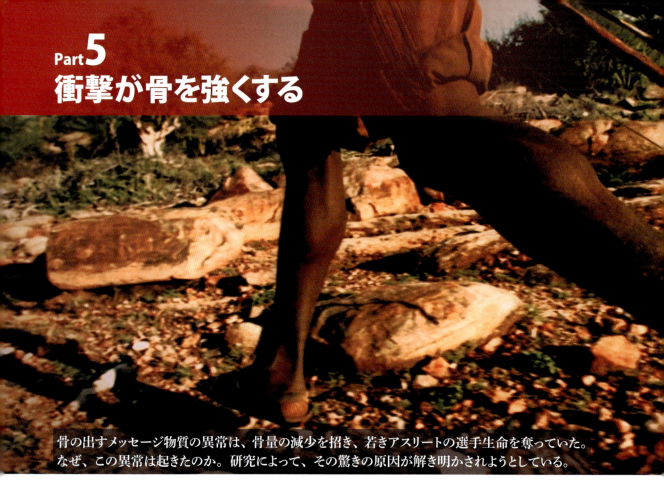

骨の出すメッセージ物質の異常は、骨量の減少を招き、若きアスリートの選手生命を奪っていた。なぜ、この異常は起きたのか。研究によって、その驚きの原因が解き明かされようとしている。

骨量減少の原因は自転車!?

　私たちの体の中では、常に骨のつくり替えが行われているが、骨量が減らないようにするためには、骨の破壊と形成のバランスが保たれていなければならない。自転車選手だったブレイク・コールドウェルさんの場合、「骨をつくるのをやめよう！」というメッセージを持つスクレロスチンが

骨の破壊と形成のバランス

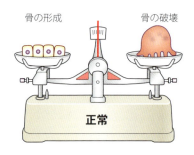

正常

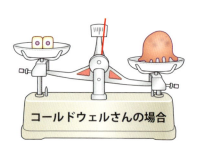

コールドウェルさんの場合

骨の健康を保つには、骨が破壊された分だけ、新たに形成されなければならない。コールドウェルさんの場合、そのバランスが崩れていたため骨量が減少していた。

宮腰尚久『骨粗鬆症―「鬆」とはなにか、骨の中で起こっていること―』(ミネルヴァ書房)をもとに作成

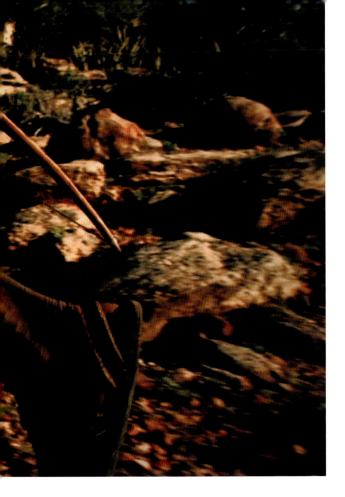

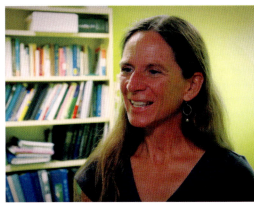

運動と骨量の関係を研究しているアメリカ・ミズーリ大学准教授のパメラ・ヒントン博士。

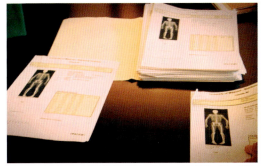

ヒントン博士は、運動習慣の違いによって骨量に違いが生じるかどうかを調査した。

大量に発生していたため、このバランスが崩れ、骨がスカスカの状態だったと考えられる。

　骨の異常のために引退を余儀なくされたコールドウェルさんは、現在もメッセージ物質の異常によって老化が進む危険にさらされている。なぜ、若きアスリートの体にこのような異常が発生したのか。それが解明できれば、再び若さを取り戻すことができるかもしれない。

　運動と骨量の関係について研究する、アメリカ・ミズーリ大学准教授のパメラ・ヒントン博士に、コールドウェルさんのケースを分析してもらったところ、意外な答えが返ってきた。

　「コールドウェルさんの骨量が大きく減少した原因の1つは、おそらく"自転車"です。幼少期から自転車に乗り続けてきたことが、事態を悪化させた可能性があります」

　自転車が原因とは、どういうことなのか──。

　コールドウェルさんは、プロ選手を目指して、7歳から自転車に乗り続けてきた。自転車運動は座っている状態にもかかわらず多くのエネルギーを消費するので発汗も多く、大量の汗によって慢性的にカルシウムが失われていた可能性がある。しかし、自転車レースの記録を向上させるため、無駄な筋肉がついて体重が増えないように、ランニングなどの他の運動は控えてきたという。この偏った運動習慣が、骨に異常をもたらすことにつながったのではないか、とヒントン博士は指摘する。

骨への衝撃が骨量を増やす

　ヒントン博士の分析は、これまでに行った研究が根拠となっている。運動の種目と骨量の関係に注目したヒントン博士は、健康維持の目的で過去2年間以上、週に6時間以上ランニン

グあるいは自転車運動をしている20〜50歳代の男性の骨量を調査した。すると骨量が低い、いわゆる「骨粗しょう症予備群」とされる人の割合は、ランニングをしているグループでは全体の19%にとどまった。一方、自転車運動をしているグループでは、なんと63%が骨量減少の傾向にあり、その割合はランニングのグループの約3倍にも及んでいた。

もちろん、何も運動をしていない人たちに比べれば、自転車に乗って健康維持に努めている人たちのほうが骨量は高いと考えられるが、一体なぜ、ランニングに比べて自転車運動をしている人たちの骨量が低いのか——。

ヒントン博士がたどり着いた答えは、「骨に伝わる衝撃の違い」だった。

「骨は衝撃を感知すると、骨の量を増やします。自転車運動とランニングの違いは、骨に衝撃がかかるかどうかです。自転車を漕いでも骨には衝撃が伝わりません。体重が自転車によって支えられているため、骨への衝撃という点では、ただ座っているのと同じなのです」（ヒントン博士）

骨量を増やすために欠かせないという、骨への衝撃。ヒントン博士はそれを実証するため、さらに実験を行った。

骨量の減少は見られるが、それ以外は正常で運動が可能な人たちに、1日30分のジャンプ運動を週3回、1年間継続してもらい、骨に衝撃を与え続けたのだ。すると、参加した19人のうち18人で骨量が増加しただけでなく、骨形成のブレーキ役であるスクレロスチンの量まで減少するという驚きの結果が得られた。骨本来が持つ再生力で、骨が出すメッセージ物質の機能まで回復できる可能性があるのだ。

骨は"人体の若さの門番"

骨に衝撃がかかると、私たちの体の中で、何が起きるのか。まず、骨に伝わる衝撃を感知するのは、カルシウムでできている硬い柱の中に潜んでいる骨細胞だ。骨細胞は、いわば「衝撃センサー」の役割を担っている。

全身に数百億個あるとされる骨細胞は互いに

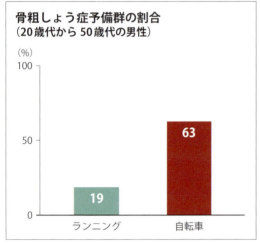

週に6時間以上、ランニングあるいは自転車運動を行っている20〜50歳代の男性のうち、骨量が低い傾向にあった人（骨粗しょう症予備群）の割合。ランニングのグループの19%に比べ、自転車運動のグループは63%と著しく高かった。

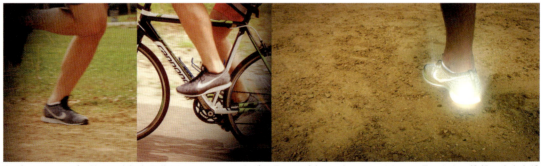

なぜ、ランニングに比べて自転車運動をしている人のほうが骨量不足が多かったのか。それには骨にかかる衝撃の大きさが関わっている。骨への衝撃は、ランニングでは大きく、自転車運動では小さい。

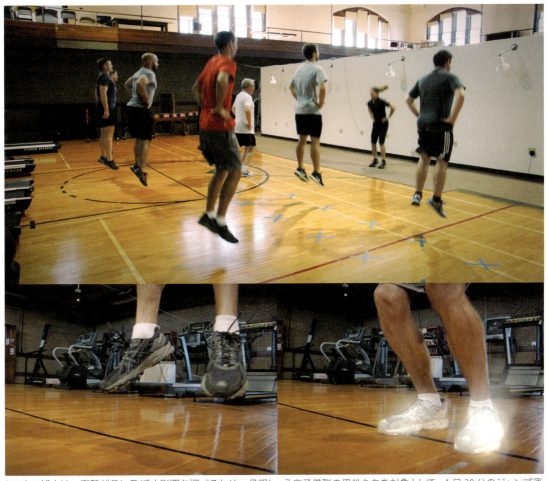

ヒントン博士は、衝撃が骨に及ぼす影響を調べるため、骨粗しょう症予備群の男性たちを対象として、1日30分のジャンプ運動を週3回1年間続ける実験を行った。

結び合い、骨の中にネットワークを張り巡らせている。このネットワークで体にかかった衝撃を敏感に感知する。衝撃を感知すると、骨細胞は、「骨をつくるのをやめよう！」というブレーキ役のメッセージ物質の量を減らし、代わりに「骨をつくって！」というアクセル役のメッセージ物質を発して、骨をつくる骨芽細胞の数を増やす。つまり、骨は私たちが活動的に動いている限り、骨芽細胞からメッセージ物質をたくさん放出して、全身の若さを保ってくれるのだ。

ところが活動をやめてしまうと、逆に骨はもはや若さを保つ必要はないと判断し、メッセージを止めてしまう。例えば、運動をしないで1日の大半を座って過ごしているような人では、知ら

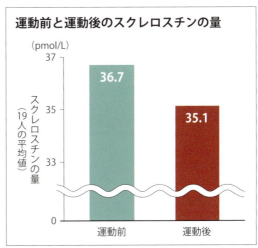

運動前と比べて運動後では、骨量が増加するとともに、「骨をつくるのをやめよう！」というメッセージを持つスクレロスチンの量が減少した。

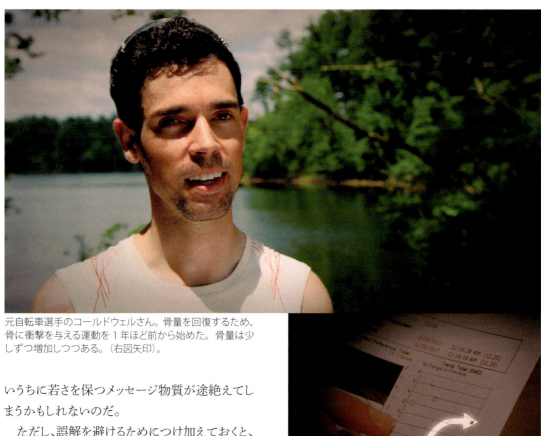

元自転車選手のコールドウェルさん。骨量を回復するため、骨に衝撃を与える運動を1年ほど前から始めた。骨量は少しずつ増加しつつある。(右図矢印)。

いうちに若さを保つメッセージ物質が途絶えてしまうかもしれないのだ。

　ただし、誤解を避けるためにつけ加えておくと、自転車運動は好ましくないというわけではない。有酸素運動として行われる自転車運動は、心肺機能を高め、脚の筋肉も強化してくれる。健康増進に有益な運動ではあるものの、骨量を増やす効果はあまり期待できないということだ。同じことは、体が浮力で支えられる水泳にもいえる。しかし、高齢で腰や膝に障害を抱えているような人は、ジャンプ運動などの衝撃の強い運動は避けるべきだろう。

　ヒントン博士は「自転車運動をしていた男性たちは、とても健康的に見えました。体重は標準的で、身体機能が活発で、なかには競技選手もいました。ですから、自転車運動のグループで骨量減少の人が多いと分かったときは全員が驚いていました。骨の問題が本当に恐ろしいのは、症状がないところです。骨量減少のリスクは誰にでもあるので、皆が骨の健康維持のためにできることを行うべきです」と警鐘を鳴らす。

　なぜ骨が体への衝撃を感知する役割と、臓器の若さを保つという、全く異なる2つの役割を担ったのか。骨の働きについて研究するジェラール・カーセンティ博士はこう説明する。

　「それは進化の過程で活動的な個体を生き残らせるためです。狩りをするための筋力、記憶力、子孫を残す精力など、すべてが生き残りに必要です。骨は私たちの活動状態を見張り、若さを保つ判断をする、いわば"人体の若さの門番"なのです」

新たな生活を切り開く2人

　骨が減り続けていた元自転車選手のコールドウェルさんは、現在も骨折の危険に配慮しなが

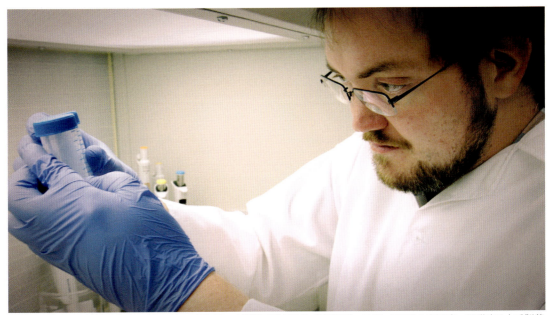

骨が増え続ける硬結性骨化症のドレイヤーさんは、大学院で分子生物学を学び、スクレロスチンを研究・開発する大手製薬会社で働き始めた。いまは骨粗しょう症治療薬の開発研究にも意欲を燃やしている。

ら、骨に刺激を与える運動を続けている。骨量を増やすための運動を始めて約1年が経ち、骨量は少しずつ増え、骨の持つパワーを取り戻しつつある。コールドウェルさんはいま、自転車選手としての挫折を乗り越え、新たな生活を切り開こうとしている。

「骨を失う経験をしたことで、必ずしも前に進み続けることだけが人生ではないことを学びました。もう一度、骨と同じように人生も立て直すことができるんです。時には何かを失っても、必ず取り戻すチャンスは巡ってくると信じています」

一方、骨が増え続ける硬結性骨化症に苦しんできたティモシー・ドレイヤーさんは、大学院で分子生物学を学んだ。その知識を生かし、2017年からスクレロスチンの研究・開発を手掛けている大手製薬会社に勤めている。

ドレイヤーさんは、「骨が持つパワーをさらに解明したい。そして、その成果が多くの人の救いになってほしい」と述べ、こう続ける。

「私たちの病気がきっかけで、骨量不足の多くの人たちの薬が開発されるなら、私が耐えてきた手術や苦しみも少しは救われます。科学の限界を押し上げ、骨についてもっと理解したいと思っています。そうすることで、人生を意味あるものにできたと信じたいんです」

カチカチの硬いカルシウムの塊だと思われがちな骨。しかし、そこにはたくさんの細胞たちがうごめき、人体のネットワークの中で、若さを生み出すという役割を担っていた。知られざるパワーを秘めた骨の細胞たちの力強い営みは、いまも私たちの体の中で続けられている。

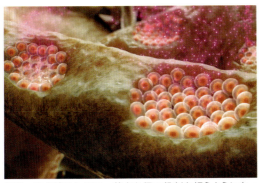

骨は、生き残るために、若さを保つ役割を担うようになった。骨芽細胞が出すメッセージ物質も重要な働きを持っている（CG）。

骨に衝撃が伝わると何が起きるか 1 (CG)

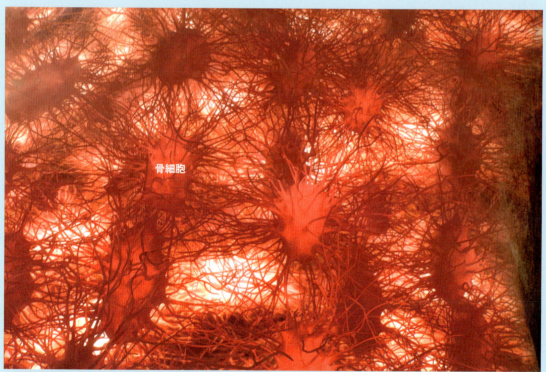

骨細胞

1. 骨に伝わる衝撃を感知するのは、カルシウムでできている硬い柱の中に潜んでいる骨細胞だ。

骨細胞

2. 骨細胞は「衝撃センサー」の役割も持っている。骨細胞は互いに結び合うことで、ネットワークを張り巡らせ、衝撃を感知する。

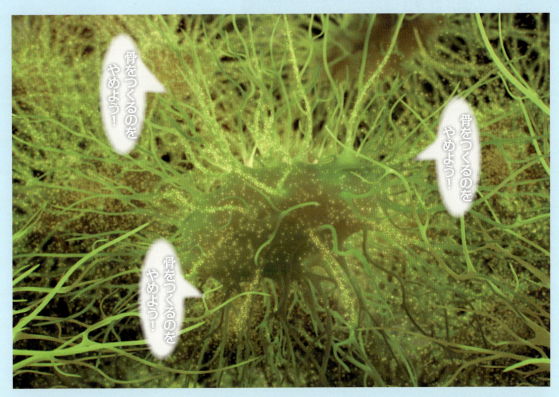

3. 衝撃を感知すると、骨細胞は「骨をつくるのをやめよう!」というブレーキ役のメッセージ物質の量を減らしていく。

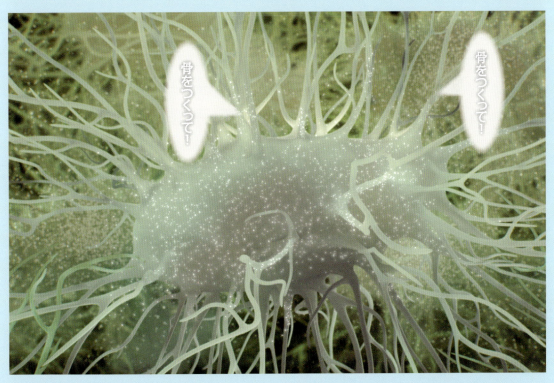

4. 代わりに、「骨をつくって!」というアクセル役のメッセージ物質を発して、骨をつくる骨芽細胞の数を増やす。

骨に衝撃が伝わると何が起きるか 2 (CG)

骨芽細胞

5. 骨芽細胞が増えると、老化を食い止めるメッセージ物質がたくさん放出される。メッセージ物質は、血液の流れに乗って運ばれていく。

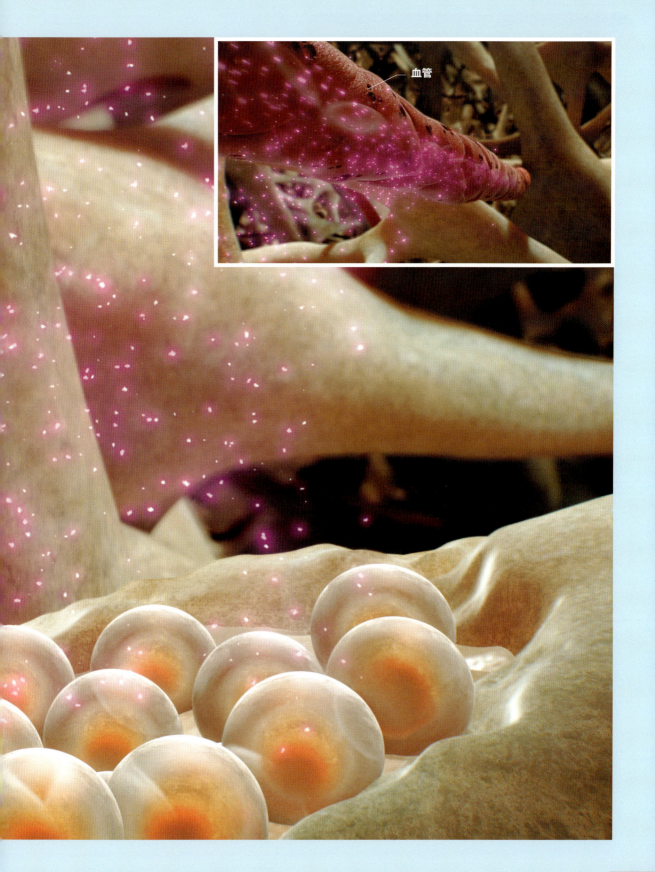

骨に衝撃が伝わると何が起きるか 3 (CG)

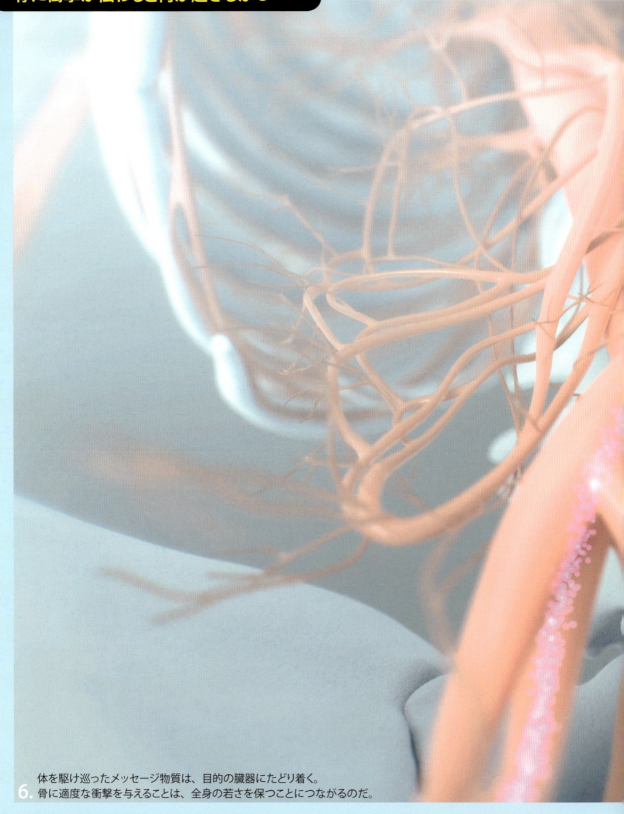

6. 体を駆け巡ったメッセージ物質は、目的の臓器にたどり着く。
骨に適度な衝撃を与えることは、全身の若さを保つことにつながるのだ。

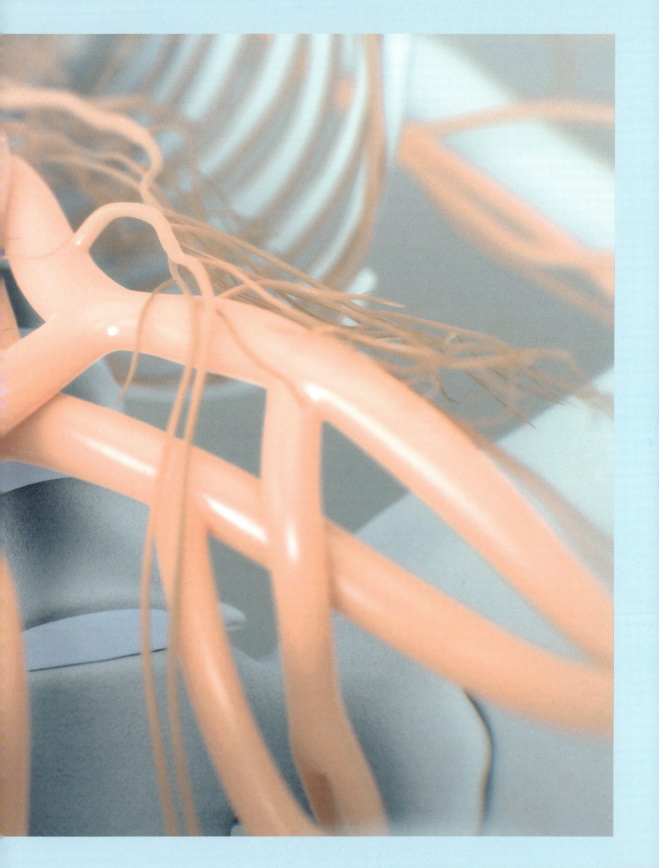

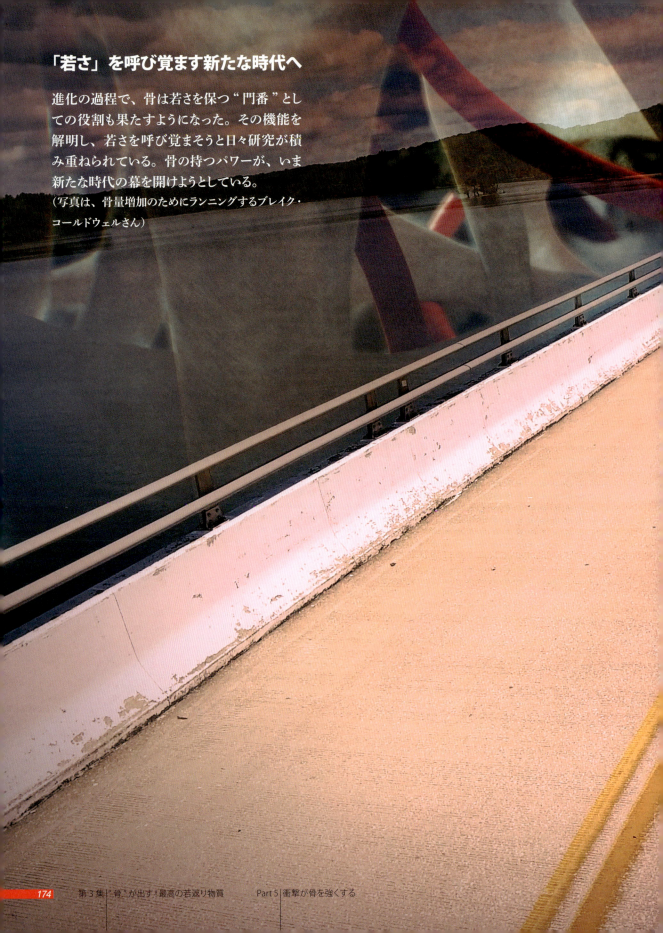

「若さ」を呼び覚ます新たな時代へ

進化の過程で、骨は若さを保つ"門番"としての役割も果たすようになった。その機能を解明し、若さを呼び覚まそうと日々研究が積み重ねられている。骨の持つパワーが、いま新たな時代の幕を開けようとしている。
（写真は、骨量増加のためにランニングするブレイク・コールドウェルさん）

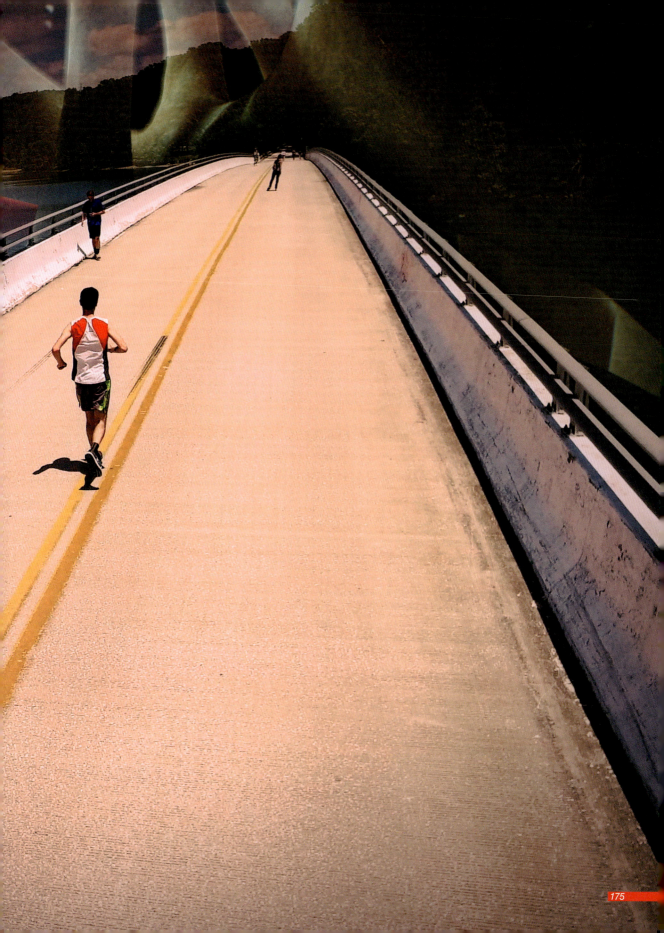

骨粗しょう症を防ぐ！

骨の内部がスカスカになる骨粗しょう症。この病気が怖いのは、もろくなった骨が些細なきっかけから骨折しやすくなり、高齢者では骨折が原因で寝たきりになってしまうことも少なくないからだ。予防するには、日々の生活で骨の成長を促す食事と運動を心掛ける必要がある。

「鬆」が入り、骨がもろくなる病気

　骨粗しょう症の「しょう」は、漢字では「鬆」と書く。食べ頃を逸した大根やゴボウなどの内部にすき間や穴が空いている状態を「すが入っている」というが、この「す」の漢字が「鬆」である。

　骨粗しょう症患者の骨も、「すが入っている」野菜と同じ状態だ。健康な骨の内部では、たくさんの小さな骨（骨梁）が縦横に連結して強度を保っているが、骨粗しょう症になると骨梁が細くなり、強度を保てないスカスカの構造に変化していく。

　このような状態を生む大きな要因は、骨量（骨に含まれるカルシウムなどの量）が少なくなることだ。骨は「破壊」と「形成」を日々繰り返して常に新しく生まれ変わっており、健康な状態ではこの2つのバランスがとれているため、骨量は一定に保たれている。しかし、骨の破壊に対して形成が追いつかなくなると、徐々に骨梁がやせ細っていく。また、骨量だけでなく、骨の質の低下（骨の構造の変化、骨をつくるコラーゲンなどの成分の劣化など）も要因の1つとされている。つまり、「骨量の減少」と「骨質の低下」によって骨がもろくなっているのが、骨粗しょう症である。

　加齢とともに骨量は減少し、40歳以上の日本人の骨粗しょう症患者数は約1,280万人で、そのうち男性は約300万人、女性は約980万人と推計されている。女性が多いのは、骨の形成を促し、骨の破壊を抑える働きを持つ女性ホルモン（エストロゲン）の分泌が、閉経を機に急激に減少し、骨量が減少してしまうからだ。そのほかにも運動不足、喫煙、過度の飲酒、糖尿病や慢性腎臓病などの生活習慣病によっても、骨粗しょう症は引き起こされる。

　骨粗しょう症になると、何かにぶつかったり、転ぶといった、ちょっとした衝撃で骨折するリスクが高くなる。特に高齢者にとって怖いのは、骨折により、寝たきりになってしまうことだ。骨粗しょう症を防ぐことは、健康的な日常生活を送るうえで、極めて重要だ。

予防に有効な栄養素と運動

　骨粗しょう症を予防するには、成長期にはできるだけ骨量を増やしておき、成人後は加齢や閉経による骨量の減少をできるだけ抑えることが大切だ。そのためには、日々の生活で骨の成長を促す食事と運動を心掛ける必要がある。

　骨をつくるために欠かせない栄養素とされるのは、カルシウム、たんぱく質、ビタミンD、ビタミンKなど。カルシウムは牛乳や乳製品、小魚、緑黄

骨粗しょう症の骨のイメージ

骨の内部は、健康な状態では骨と骨が連結して強度を保っているが、骨粗しょう症ではスカスカの状態で著しく強度は失われる。

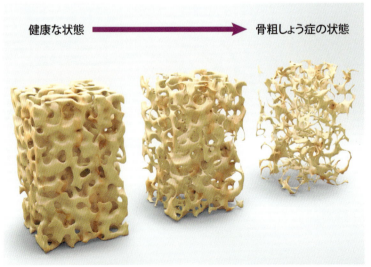

健康な状態　→　骨粗しょう症の状態

画像：Shutterstock

骨粗しょう症の発症要因

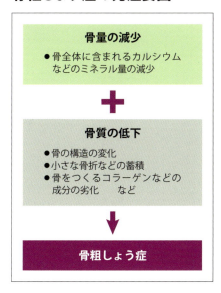

加齢に伴う骨量の変化

骨量は成長期に増加し、20歳代から30歳代前半頃にピークに達する。その後は減少していき、特に女性は50歳前後の閉経をきっかけに骨量が著しく減少する。これは、骨形成を促進する女性ホルモンが、閉経後はほとんど分泌されないためだ。

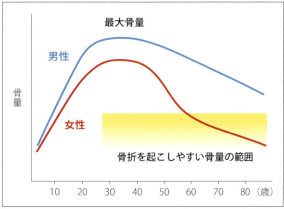

宮腰尚久『骨粗鬆症―「鬆」とはなにか、骨の中で起こっていること―』（ミネルヴァ書房）をもとに作成

色野菜、大豆や大豆製品などに豊富に含まれる。ビタミンDは魚類やキクラゲに、ビタミンKは納豆、小松菜、ほうれん草、ニラ、ブロッコリーなどに多く含まれている。

　ちなみに、カルシウムは骨の成長や維持に不可欠だが、骨粗しょう症になってしまった人が、カルシウムのみで改善したという明らかな証拠はないようだ。したがって、カルシウムは骨粗しょう症の治療薬ではなく、あくまでも予防と悪化防止のための栄養素の1つと捉えるべきだろう。ただし、カルシウムの摂り過ぎは心血管系の病気を招くことがあるので注意が必要だ。

　骨折しにくい丈夫な骨をつくるには、骨に衝撃を与える運動も有効だ。若い男性スポーツ選手の競技種目と骨密度（骨の強さを表す指標）との関係を調べた研究では、ラグビーやサッカーのほか、バレーボールやバスケットボールなどのジャンプ運動を頻繁に行う競技で骨密度が高かった。

　高齢者の場合、骨に衝撃を与える運動は逆に骨折のリスクを高めることになりかねないので、ウォーキングなどの膝や腰に負担のかからない運動習慣を身につけ、骨密度の維持に努めたい。

　確かに、加齢によって骨量は減少するが、骨粗

骨粗しょう症の年代別有病率

骨粗しょう症の有病率は加齢とともに上昇するが、上昇率は男性よりも女性のほうが高い。

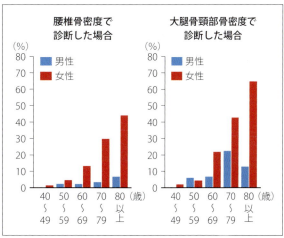

Yoshimura N, et al: J Bone Miner Metab. 2009; 27: 620-628

しょう症を単なる老化現象と捉えるのではなく、明らかな病気として認識し、予防することが健康寿命を延ばすことにつながるだろう。

参考資料
宮腰尚久『骨粗鬆症―「鬆」とはなにか、骨の中で起こっていること―』（ミネルヴァ書房）

第2集
あとがき

"脂肪と筋肉"は人体最大の臓器。

　NHKスペシャル「人体」で、シリーズ開始早々の第2集のテーマとして"脂肪と筋肉"を選んだことには、私たち制作チームの強い思いが込められています。テレビ番組を企画するときには、なぜ"いま"伝えるのか、ということが必ず問われます。"脂肪と筋肉"は、その問いに応えるための、なくてはならない重要なピースだったといえます。心臓や肺、胃、肝臓のような、誰もが大切だと考える臓器と違って、脂肪や筋肉は、ほんの20年前まで、医師でさえも、臓器のひとつとは考えていませんでした。ただ脂肪分を蓄えて膨らんだり、脳からの指令を受けて収縮するだけの、いわば道具と思われていたのです。しかし、1994年に脂肪が放出する「レプチン」という物質が発見され、1997年には筋肉が放出する「ミオスタチン」という物質が発見されました。医学の歴史が大きく動き始め、少しずつ研究が蓄積し、そしていま、脂肪と筋肉が他の臓器には決して真似できないきわめて重要な役割を果たしていることがわかってきたのです。今シリーズの中でも、もっとも新しく発見された臓器であり、いま最もホットな研究分野、それが"脂肪と筋肉"なのです。

　1994年というとずいぶん昔のように聞こえるかもしれません。しかし、紀元前から研究されてきた医学の長い歴史と比べれば脂肪と筋肉の研究はまだ浅く、100％確実な情報は限られています。これほど新しい臓器を扱うにあたって、最新で確かな情報を得るために100人近くの医師や研究者に取材をし、医学論文を読みあさり、制作チームで何度も議論を重ねました。そうして選び抜いた情報をみなさんにお伝えしています。

　中でも、今回とくにお伝えしたかったことは、番組にも登場する脂肪萎縮症という難病のこと。体の脂肪組織が失われる病気です。脂肪萎縮症の患者は、単に「食欲が満たされない」という言葉からは想像できないほどの苦労を抱えています。四六時中、食べることしか考えられない"飢餓"の精神状況に陥っているのです。体も飢餓状態であるかのように、全身の代謝が落ち、性成熟や免疫機能など本来体に必要な働きまでシャットダウンしてしまいます。深刻な症状に苦

しむ患者を救うために、医師たちは研究を重ね、ようやくレプチン治療にたどりついたのです。治療を受けたある患者は、「レプチンのおかげで生まれてはじめて食欲から解放された。世界が全く違って見えるわ。」と、それまでの苦労を語ってくれました。

　もうひとつ、番組を通してお伝えしたかったことは、「筋肉」に秘められた無限の可能性。筋肉は特殊な細胞構造をしているため、研究自体が難しく、本書でもお伝えした通りまだ研究途上の臓器です。特に筋肉の出すメッセージ物質（マイオカイン）に関しては、新発見があっても、それがどこまで真実なのかがまだはっきりわかっていません。それでもなお、筋肉の出すメッセージ物質が世界中の研究者を魅了しているのは、さまざまな病気の患者を診るなかで、筋肉を動かすと、不思議と病気が治ってしまうという実感があるからです。運動によってメタボが解消できるのはもちろんのこと、心筋梗塞や脳梗塞、糖尿病、さらにがんやうつ病まで改善されると言います。長年人類を苦しめてきたこれほど多くの病気を一挙に解決できる糸口があるとすれば、それはもう研究しないわけにはいきません。筋肉の持つ底知れぬ可能性を追究した先に、どんな発展が待ち受けているのか、期待を寄せずにはいられません。

　最後に、今回の番組で脂肪と筋肉という臓器の本当の姿を見事に映像化したのが橋本マナミさんの全身MRI映像です。これには多くの方の協力をいただきました。京都大学医学部附属病院の最新鋭のMRIを用いて体の各部位を撮影し、日本シーメンス社の技術者が手打ちのプログラミングでデータをつなぎ合わせ、そして最後はドイツ・シーメンス社の研究者が作った試作段階の最先端映像化技術で作り上げました。これこそ最新の医療映像化技術の集大成。この映像のおかげで、脂肪と筋肉の全貌が明らかになり、私たちの体の7割もが脂肪と筋肉でできているという事実を伝えることができました。本書に掲載している、数々の素晴らしい映像を作るためにご協力いただいたすべての方に、この場を借りて、心から感謝申し上げます。

NHKエデュケーショナル
ディレクター　古川千尋

第3集
あとがき

「人間は動く生き物です。だから動けなくなると死んでしまうんです。」人体シリーズ「骨」の制作を担当することになり、最初の取材で訪ねたドイツの骨粗しょう症専門医は開口一番、そういった。少々、大胆な物言いではあったが、医師は話を続けた。「骨粗しょう症による、大腿骨近位部骨折者の25％が1年以内に死に至ります。しかし、死因は骨折ではないため、骨粗しょう症の恐ろしさは表には出てこないんです。」このデータは高齢者の場合という注釈付きだが、この衝撃的なデータが、その後の番組を牽引することとなった。

「なぜ骨量減少が死につながるのか？」「なぜ骨が人体ネットワークの中で、それほどの大役を担うことになったのか？」それについては番組と本書の中で、多くの研究者たちの知見と考察として紹介させていただいた。私たちの活動状態を監視するがごとく、「衝撃」を直接感知するという、骨のユニークな特性、そしてその衝撃に応えるように、若さを保ち、命をつなぐためのメッセージ物質を出してくれる。長い進化の歴史の中で、人体が手にした、驚くほどに巧妙な仕組みを骨は備えている。

「骨粗しょう症は、閉経後の女性や高齢者の病だ」という間違った認識に、多くの医師、研究者たちが危機感を持っていた。今回紹介した「ランニング」と「自転車」愛好家の骨量研究を行った、ミズーリ大のヒントン博士は「骨は静かな臓器です。骨折をするまで、自分の骨量が低いことに気づかないため、気づいた時には骨粗しょう症が進行してしまっていることが多いのです。」と話した。ヒントン博士が20代から50代の"健康"な男性を対象に実験を行った理由は、自分の骨量減少の可能性など疑わない、"間違った認識を持つ"グループの代表だと考えたからだ。事実、そのグループの骨量データをまとめた研究はほとんど存在していない。

日常的に「自転車」運動をする健康意識の高い男性たちにも、多くの骨量不足が見つかったということは、いかに私たち現代人に多くの骨粗しょう症予備群が潜んでいるかを示唆している。骨の進化の観点からすれば、人間が自転車に乗ったり、一日の大半を座って生活をすることは、想定外の事態だったのかもしれない。そして寿命の延

びも、骨にとっては想定外だったはずだ。オステオカルシンの研究者コロンビア大のカーセンティ博士は「人間は生殖年齢を過ぎても生き続け、寿命を大幅に延ばした唯一の種です。進化の時計を狂わせ、本来の体をだましているのです。」と語っている。骨量は20代半ばでピークを迎え、以降、年齢とともに減少していく。そして若さを保つメッセージ物質、例えばオステオカルシンは生殖年齢を過ぎると、がくっと、その量が減ってしまう。もはやその個体を若く保つ必要はない、というかのように。

　しかし若く健康に、長く生きることは、多くの人たちの願いであり、それを科学の力でかなえてくれるドラスティックな時代に私たちは生きている。取材の中で、"メッセージ物質を出す本物の骨"を人工的に作り出すというアメリカのベンチャー企業に出会った。そのCEOが語っていた言葉が強く印象に残っている。「科学によって人間はもっと長く健康に生き続けられます。200年後、どんな人体を手にしているのか、それはわかりません。その進化の瞬間を私たちは目の当たりにしているのです。」事実、若さを生み出す骨のメッセージ物質、オステオカルシン・オステオポンチンの研究者たちも、それらの物質を「サプリメント錠剤にしてのむことで、より長く若く健康に生きられる時代」が、すぐそこにまで来ていることを語っていた。

　人間が活動を止めた時に、若さを生み出す骨のメッセージ物質は途絶える……人体に備わったその巧妙な仕組みを、今、科学の力が変えようとしている。それを人間の冒瀆ととらえるのか、冒険ととらえるのか。ただ一つ確かなのは、長い進化の歴史をかけて作り上げられてきたこの人体を、最新の科学の一滴が劇的に短い時間で変えてしまう、そんな時代に私たちが生きているということ。そしてそれを後押しするのは、常に「欲望」だということだ。人体は常に進化し、変化し続ける。この書籍が2017-2018の人体を記録したものとして、遠い将来、開かれることがあるとすれば、それはどんな感慨をもって受け入れられるのか、そんなことを考えている。

NHKグローバルメディアサービス
ディレクター　小泉世里子

放送番組 CREDITS

NHKスペシャル　人体　神秘の巨大ネットワーク

司会――――タモリ　山中 伸弥
音楽――――川井 憲次
語り――――池松 壮亮　久保田 祐佳

題字――――西山 鳳陽
声の出演―――81プロデュース

国際共同制作――S4C（イギリス）　CuriosityStream（アメリカ）
制作・著作―――NHK

第 2 集 驚きのパワー！"脂肪と筋肉"が命を守る（2017 年 11 月 5 日放送）

スタジオゲスト … 松岡 茉優
　　　　　　　　春日 俊彰
　　　　　　　　宮川 大輔

出演……………　カシューナッツ　コアラ小嵐

取材協力　……　Washington University
　　　　　　　Yale New Haven Children's Hospital
　　　　　　　Lipodystrophy United
　　　　　　　Siemens
　　　　　　　旭川医科大学 顕微解剖学
　　　　　　　京都大学医学部附属病院
　　　　　　　日本蛋白質構造データバンク　アミン
　　　　　　　キヤノン　日立ハイテクノロジーズ
　　　　　　　横河電機

　　　　　　　Erin Keen-Rhinehart　Daniel Lieberman
　　　　　　　Pierre Mallieu　Elif Oral
　　　　　　　Jean-Claude Ramigé　David B. Schwartz
　　　　　　　Michele Spencer-Manzon
　　　　　　　Andra Stratton　Jean-Marie Wilmet

　　　　　　　有田 誠　　石井 直方　　石井 優
　　　　　　　磯田 裕義　伊藤 裕　　　井村 裕夫
　　　　　　　海老原 健　小川 佳宏　　門脇 孝
　　　　　　　加野 浩一郎　神崎 展　　日下部 徹
　　　　　　　栗栖 源嗣　甲賀 大輔　　小安 重夫
　　　　　　　斉藤 昌之　菅波 孝祥　　土屋 恭一郎
　　　　　　　寺内 公一　寺本 民夫　　富樫 かおり
　　　　　　　中尾 一和　永富 良一　　中村 能久
　　　　　　　西村 智　　野上 晴雄　　野口 暉夫
　　　　　　　藤井 宣晴　松澤 佑次　　真鍋 一郎
　　　　　　　眞鍋 康子　水野 紘樹　　箕越 靖彦
　　　　　　　山田 祐也　由良 茂夫

映像提供　………　内閣府 ImPACT 八木プログラム
　　　　　　　　桜映画社
　　　　　　　　岡田 知久
　　　　　　　　松本 太郎
　　　　　　　　比企 直樹

（スタジオパート）
撮影　…………　竹内 秀一
技術　…………　五十嵐 正文
照明……………　加藤 稔雄
美術　…………　川名 隆
CG 制作………　吉田 孝侑
ディレクター……　松村 亮一

撮影　…………　糸数 康宏
照明……………　得能 威之
映像技術　……　徳久 太郎
映像デザイン……　橋本 麻江
VFX……………　高畠 和哉
CG 制作………　吉森 元洋
音声　…………　緒形 慎一郎
音響効果　……　米田 達也

コーディネーター　… 上出 麻由
リサーチャー　…… りえ ココ
取材……………　小西 彩絵子　坂元 志歩
編集　…………　森本 光則

ディレクター……　古川 千尋

制作統括　……　阿久津 哲雄　井上 智広
　　　　　　　　浅井 健博

制作　…………　NHKエデュケーショナル

第 3 集 "骨"が出す！最高の若返り物質（2018 年 1 月 7 日放送）

スタジオゲスト … 木村 佳乃
　　　　　　　　藤井 隆
　　　　　　　　石田 明

取材協力　………　Mütter Museum
　　　　　　　　NIH
　　　　　　　　NASA
　　　　　　　　Ames Research Center
　　　　　　　　日本蛋白質構造データバンク

　　　　　　　　Lynda Bonewald
　　　　　　　　Sarah Dallas
　　　　　　　　Paolra Pajevic
　　　　　　　　Giovanni Cizza
　　　　　　　　Pedro Martinez
　　　　　　　　Douglas Di Girolamo
　　　　　　　　Nina Tandon
　　　　　　　　Bruce Hammer
　　　　　　　　Luis Kidder

　　　　　　　　宮腰 尚久
　　　　　　　　太田 博明
　　　　　　　　甲賀 大輔
　　　　　　　　土屋 恭一郎
　　　　　　　　今西 宣晶

映像提供　………　Columbia University
　　　　　　　　Shutterstock
　　　　　　　　BBC Motion Gallery
　　　　　　　　Getty Images

（スタジオパート）
撮影　…………　竹内 秀一
技術　…………　五十嵐 正文
照明……………　加藤 稔雄
美術　…………　川名 隆
CG 制作………　沼倉 啓吾
ディレクター……　松村 亮一

撮影　…………　井ノ口 輝憲
照明……………　得能 威之
映像技術　……　徳久 太郎
映像デザイン……　小澤 雅夫
VFX……………　高畠 和哉
CG 制作………　酒井 勇太
音声　…………　緒形 慎一郎
音響効果　……　荒川 きよし

コーディネーター　… 小西 彩絵子
リサーチャー　…… 早崎 宏治
取材……………　坂元 志歩
編集　…………　梅本 京平

ディレクター……　小泉 世里子

制作統括　……　鈴木 伸元
　　　　　　　　浅井 健博

■ Special Thanks（第 2 集、第 3 集）

秋山 一憲
朝木 翔
朝木 真優
浅沼 智幸
石井 優樹
岩﨑 敦
大野 陽祐
岡本 舞子
小川 光悦
小田島 佑樹
木村 勝一
清武 友佳理
倉田 裕史
栗原 洋介
興村 暁人
後藤 亜由美
小林 洵也
小柳 健次郎
小山 健一
今野 由美子
齋藤 丈士
佐川 佳世
澤田 友明
白井 麻理江
杉村 克之
田所 日菜子
田中 隆史
田中 夏仁
谷井 一気
玉野 希
徳永 賢太
長野 大樹
西牟田 祐禎
沼倉 啓吾
野口 智美
東島 由幸
平川敦士
日向 彩子
細野 陽一
増田 裕康
三谷 文子
村川 明里紗
森江 康太
森山 徹也
山本 綾子
吉田 真吾

書籍・主要参考文献

【書籍】
『アディポサイエンスの潮流』　フジメディカル出版
『脂肪組織のエクササイズバイオロジー』　ナップ
『肥満と疾患 どこまで解明されたか？』　上毛新聞社出版部
『病気がみえる vol.3 糖尿病・代謝・内分泌』　メディックメディア
『よくわかる筋肉・関節の動きとしくみ』　秀和システム
『実験医学 2017, Vol.35 No.6』　羊土社
『実験医学増刊 2016, Vol.34 No.2』　羊土社
『実験医学 2014, Vol.32 No.9』　羊土社
『医学のあゆみ 2016, Vol.257 No.6』　医歯薬出版
『骨粗鬆症の予防と治療ガイドライン 2015 年版』　ライフサイエンス出版
『骨・関節・筋肉の構造と動作のしくみ』　ナツメ社
『骨粗鬆症 ―「鬆」とはなにか、骨の中で起こっていること』　ミネルヴァ書房
『ロコモティブシンドロームのすべて』　診断と治療社
『ぜんぶわかる 人体解剖図』　成美堂出版
『これでわかる！人体解剖パーフェクト辞典』　ナツメ社
『からだの地図帳』　講談社
『人体の構造と機能』　医歯薬出版

【Web サイト】
難病情報センター　http://www.nanbyou.or.jp/
厚生労働省　http://www.mhlw.go.jp/
日本生活習慣病予防協会　http://www.seikatsusyukanbyo.com/
国立がん研究センターがん情報サービス　https://ganjoho.jp/

書籍・編集協力者一覧

【編集協力】
熊野　暁
塩谷　雄飛
中嶋　伸二
渡辺　修二
多菊　香弥乃
相川　眞美
飯田　舞
高瀬　康彦
（以上、ポリセント株式会社 http://policent.com/）

越海編集デザイン

井石　綾
兵藤　香
（以上、NHK エンタープライズ）

【執筆協力】
鹿嶋由美子
小林　圭

【データ提供（メッセージ物質）】
日本蛋白質構造データバンク

【図版作成】
さくら工芸社

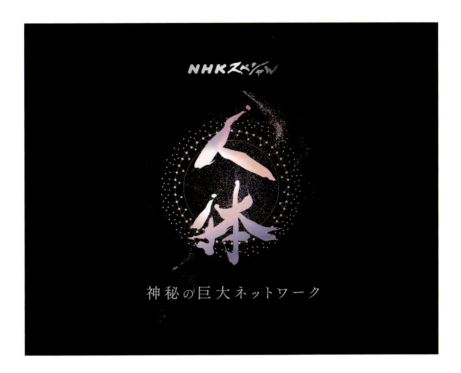

本書は、2017年9月30日より放送開始のNHKスペシャル「人体〜神秘の巨大ネットワーク〜」より、下記の2つの番組の内容を書籍化したものです。

【第2集】驚きのパワー!"脂肪と筋肉"が命を守る（2017年11月5日放送）
【第3集】"骨"が出す! 最高の若返り物質（2018年1月7日放送）

- 書籍化にあたり、最新情報などを取り入れるとともに、
  写真、図版、イラストを新たに追加したところもあります。
- 文中に出てくる、研究者等の肩書につきましては、番組放送当時のままとしてあります。
- また、顕微鏡画像の中には、人体の仕組みを知るために撮影された
  動物の体内画像も含まれています。
- 本文中、1)、2)、3) ……の数字で脚注に出典を明示している部分は、
  番組内容とは別に、編集部で関連情報を記述しました。

NHKスペシャル「人体〜神秘の巨大ネットワーク〜」2

2018年4月4日 第1刷発行

編者	NHKスペシャル「人体」取材班
発行者	千石雅仁
発行所	東京書籍株式会社
	東京都北区堀船 2-17-1 〒114−8524
	03-5390-7531（営業）／03-5390-7455（編集）
	出版情報 =https://www.tokyo-shoseki.co.jp
印刷・製本	図書印刷株式会社
ブックデザイン	金子裕（東京書籍AD）
DTP	越海辰夫
編集協力	ポリセント株式会社
編集	植草武士
	金井亜由美
	小池彩恵子（以上、東京書籍）

Copyright © 2018 by NHK
All rights reserved.
Printed in Japan

ISBN978-4-487-81096-3 C0047

乱丁・落丁の場合はお取替えいたします。
定価はカバーに表示してあります。
本書の内容の無断使用はかたくお断りいたします。

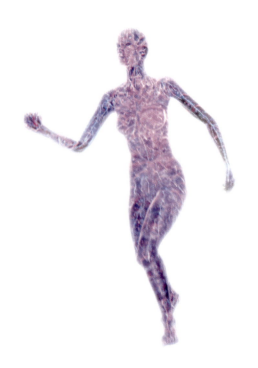

書籍版 NHKスペシャル 人体 〜神秘の巨大ネットワーク〜 全4巻

【編者】NHKスペシャル「人体」取材班
【判型】B5判変型（247mm×182mm）
【発行】東京書籍株式会社

◉巻構成

第1巻
【プロローグ】
神秘の巨大ネットワーク

【第1集】
"腎臓"が寿命を決める

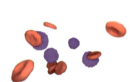
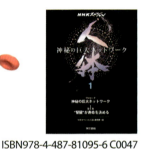

ISBN978-4-487-81095-6 C0047

第2巻
【第2集】
驚きのパワー！"脂肪と筋肉"が命を守る

【第3集】
"骨"が出す！最高の若返り物質

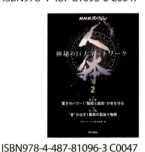

ISBN978-4-487-81096-3 C0047

第3巻
【第4集】
万病撃退！"腸"が免疫の鍵だった

【第5集】
"脳"すごいぞ！ひらめきと記憶の正体

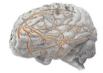
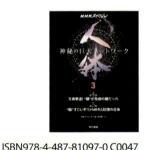

ISBN978-4-487-81097-0 C0047

第4巻
【第6集】
"生命誕生"見えた！母と子 ミクロの会話

【第7集】
"健康長寿"究極の挑戦

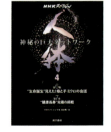

ISBN978-4-487-81098-7 C0047

※タイトルは変更になることがあります。

※発売日等の詳しい内容につきましては、東京書籍・出版営業部までお問い合わせください。
　電話 03-5390-7531　FAX 03-5390-7538